CIMIENTOS PARA UNA PATERNIDAD Y MATERNIDAD RESPONSABLE

CIMIENTOS PARA UNA PATERNIDAD Y MATERNIDAD RESPONSABLE

Dra. María Esther Barradas Alarcón

Para realizar pedidos de este libro, contacte con:
Palibrio
1663 Liberty Drive
Suite 200
Bloomington, IN 47403
Gratis desde EE. UU. al 877.407.5847
Gratis desde México al 01.800.288.2243
Gratis desde España al 900.866.949
Desde otro país al +1.812.671.9757
Fax: 01.812.355.1576
ventas@palibrio.com
710832

INDICE

Con todo mi amor al único y verdadero
Bendito Padre Celestial

A mi amado esposo Martín, a mis amados hijos
Josué y Anita, a mi amada nietecita Yuri Valeria
y a mis amados y admirables Padres Ángel
Barradas y Virginia Alarcón de Barradas

Con esperanza y fe... a los padres que desconociendo
su propia naturaleza y potencialidad viven
en completa insatisfacción e infelicidad
haciendo participes a sus hijos de esto.

Con respeto y deseo, a los padres que intuyen su
naturaleza y su potencial pero que carecen de
voluntad, para superar, las barreras que les impide
salir de su atolladero y sin embargo, con la primera
oportunidad logran dar lo mejor de sí mismos.

Con alegría y felicidad a los padres comprometidos
consigo mismos y conscientes de su responsabilidad,
que como padres tienen, en la búsqueda
constante de ser y formar mejores hijos.

INTRODUCCIÓN

SER PADRES ES una de la más noble, fascinante, compleja, complicada y maravillosa profesión.

Los padres, al igual que un escultor, que para realizar una escultura, lo primero que tiene es, una visión de lo que quiere esculpir, después se asegura de contar con todos los materiales e instrumentos que utilizará, para su realización y luego, asume toda la actitud indispensable de atención y concentración, disposición, y amor para iniciar, persistir y concluir su obra como la ha soñado.

El rol de ser padre es algo parecido al del escultor, pero mucho más complejo, pues la obra que está formando, interactúa, llora, tiene hambre, requiere aseo, cariño, cuidados. Y de la visión que él tenga, acerca de lo que quiere formar en su hijo, de sus cuidados, de su dedicación, su atención y concentración y de los recursos con los que cuente, dependerá el tipo de obra que forme en él.

De acuerdo a esta analogía será bueno preguntarse ¿Tengo una visión de lo que deseo formar en mi hijo? Deseo que lo que forme en él, trascienda a las siguientes generaciones? ¿Cuento con actitudes y habilidades necesarias para formar el hijo que tanto anhelo que sea? ¿Hijos, seguros de sí mismos, responsables y felices? ¿Deseo aprender a ser un mejor papá/mamá?

Recuerde que su forma de ser como padre/madre es determinante, para la formación y desarrollo de la estructura psíquica, de la personalidad en los hijos, así como, el desarrollar en ellos, competencias que le permitan alcanzar la autonomía y el crecimiento personal en todas sus áreas personal, profesional, etc.

Pues el ser humano, es el único de los seres, que cuando nace, es totalmente indefenso y dependiente, su bienestar es el resultado de un extraordinario y complejo proceso, de cuidados, protección, provisión, que requiere de los demás.

Cuando los padres asumen el reto de ejercer una paternidad o maternidad responsable y comprometida, como un acto totalmente voluntario, reconociendo y respetando los derechos de los niños, de su pareja y de sí mismo.

Entonces se estará educando para la paz y para un mejor futuro, para el ser humano y la sociedad. Se estará educando para desarrollar la capacidad de amar, de entendernos, de colaborar unos con otros, gozar de la convivencia, de fomentar la solidaridad y la tolerancia y el respeto y cuidado de nuestro entorno.

La alegría, la paz y el mejor futuro para los hijos dependerán, de que desarrollemos en nosotros y en nuestros hijos un crecimiento personal y espiritual.

DRA. MARÍA ESTHER BARRADAS ALARCÓN

PARTE I

CONOCIENDO MI YO INTERNO COMO NIÑO/A E HIJO/A

CAPITULO I

FACTORES QUE INFLUYEN EN EL ROL DE SER PADRES

ES MUY NECESARIO que los padres conozcan algunos factores que influyen en formación de la personalidad de los hijos. El siguiente diagrama nos muestra un ciclo de vida, que visto desde, la psicología se hablará la influencia de la gestación, del nacimiento y primeros años de vida.

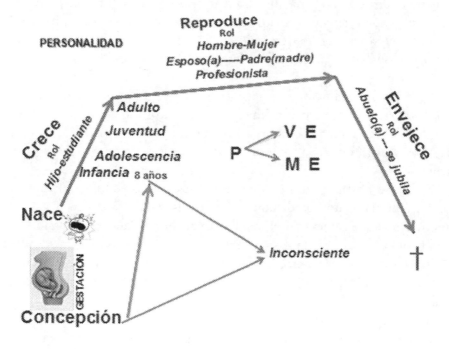

Fuente; Propia

1.1 Gestación, Nacimiento e Infancia

Los avances en las neurociencias y la tecnología han facilitado que a través de la Psicología Prenatal se conozca, que el niño intrauterino, es un ser consciente que puede ver, oír, experimentar, degustar y de manera primitiva incluso aprender dentro del útero, y lo más importante, puede sentir. Esto no es nuevo, pues en el libro más antiguo de la humanidad: la Biblia, ya señala evidencia de estos descubrimientos, lo podemos ver en el nuevo testamento, en el libro de San Lucas 1:39-41 que nos dice *"María, fué á la montaña con priesa, a una ciudad de Judá; Y entró en casa de Zacharías, y saludó a Elisabeth. Y aconteció, que como oyó Elisabeth la salutación de María, la criatura saltó en su vientre; y Elisabeth fué llena del Espíritu Santo...." (Reina Valera 1909, pag.1384)*

Hoy en día como ya se menciono con los avances de la tecnología y las neurociencias está más que comprobado, que el niño intrauterino, siente, ve y aprende dentro del útero, consecuencia de esto es el hecho de que, de acuerdo a todo lo que vivió el niño intrauterino, lo que sintió da inicio, a modelar sus actividades y las expectativas que tiene con respecto de sí mismo.

Es decir, se da inicio a su personalidad y la principal fuente de esta son los pensamientos y sentimientos más profundos, prolongados y constantes que la madre esté experimentando indistintamente de que lo provoca ya sea el contexto o emociones hacia ese niño que lleva en su vientre.

Se puede afirmar entonces que es, en esta etapa donde se implanta en el ser humano una predisposición hacia la vida emocional o hacia la muerte emocional. Pues el útero es el primer mundo del ser humano.

El modo en que lo experimenta como amistoso u hostil crea predisposiciones de la personalidad y el carácter. Es aquí en el útero donde se establecen las expectativas de ese futuro niño, adolescente, adulto y anciano.

Si experimentó un entorno cálido y amoroso, probablemente el niño espera que el mundo exterior sea igual, lo que provocará en él una predisposición hacia la confianza, la franqueza, la extroversión y la seguridad en sí mismo.

El mundo será para él su envoltura tal como lo ha sido el útero, tendrá una predisposición, de darle armonia, orden, limpieza, al contexto donde se encuentre, al trabajo, a las relaciones humanas, a la naturaleza, es decir, disfrutará y generalmente le sacará provecho a todo, el optimismo grabado en esta etapa muy difícilmente se borrará, y a esto se le llama biofilia o amor a la vida.

Para que esto se dé, no solo hay que alimentar bien al niño intrauterino con alimentos balanceados y nutritivos, ni alimentarlo solo con ternura, amor, cuidados, sino además nutrirlo con otro alimento, el espiritual, es decir, alimentarlo con la Palabra de Dios, que aunque, está en el vientre ya tiene espíritu, como nos lo dice el salmo 139: 13-16: "Porque tú poseíste mis riñones; Cubrísteme en el vientre de mi madre. Te alabaré; porque formidables, maravillosas son tus obras: Estoy maravillado, Y mi alma lo conoce mucho. No fué encubierto de ti mi cuerpo, Bien que en oculto fuí formado, Y compaginado en lo más bajo de la tierra. Mi embrión vieron tus ojos, Y en tu libro estaban escritas todas aquellas cosas que fueron luego formadas, Sin faltar una de ellas." (Reina Valera 1909, pág. 892) por lo tanto su espíritu se alimenta de la palabra. Si lo observamos, se le alimenta en las 3 áreas, cuerpo, alma y espíritu.

En el alma se le puede bendecir (lo que significa decir bien), en otras palabras, decirle frases de amor, aceptación y de anhelarlo. *"Te amo hijo" "Eres bienvenido" "anhelo pronto tenerte en mis brazos"*

En el libro de San Lucas 1:14-16, vemos como a Juan el bautista desde el útero, se le había preparado para que él fuera quién preparara el camino para la llegada de Jesús al inicio de su ministerio en la tierra.

"Y tendrás gozo y alegría, y muchos se gozarán de su nacimiento. Porque será grande delante de Dios, y no beberá vino ni sidra; y será lleno del Espíritu Santo, aun desde el seno de su madre". (Lucas 1:14-16 RV 1909 Pág. 1386)

Pero ¿qué pasa con el niño que experimenta un entorno hostil, rechazador, tenso o ansioso?, el niño esperará que su nuevo mundo sea igualmente poco atractivo, estará predispuesto a la desconfianza, el recelo, la introversión. Relacionarse con otros será difícil, lo mismo que la afirmación de sí mismo. La vida será más dificultosa para él, que para el niño que ha tenido una buena experiencia intrauterina. Generalmente queda grabado este pesimismo y tendencia a la depresión, ansiedad o angustia, a esto se le llama necrofilia. En esto casos este niño fue desnutrido en amor y aceptación, y muy nutrido en maldiciones lo que significa (decir mal) o incluso mal nutrido en alimentos físicos.

Por ejemplo, la madre que no dejó de fumar estando embarazadas le esta transmitiendo mucho rechazo a su hijo intrauterino las consecuencias para este niño intrauterino, según estudios del Dr. Michael Lieberman, es que emocionalmente se angustia, pues se reduce considerablemente la provisión de oxígeno, y esto hace que el niño (o feto) sienta como si fuera, arrojado a un estado crónico de incertidumbre y miedo, no sabe cuándo volverá a ocurrir esa desagradable sensación física, ni cuán dolorosa será cuando aparezca; inconscientemente sabe que volverá a ocurrir. Experiencia que queda tan profundamente arraigada y condicionada, al grado que a ese niño intrauterino en etapas posteriores, después del nacimiento, lo predispone "a presentar con facilidad ansiedad ante mínimas frustraciones o contratiempos".

Otro ejemplo; es un estudio del Dr. Andrew Feldmar, en el que trató a tres pacientes que repetidamente intentaron suicidarse, cada uno en el aniversario de algún intento pasado, es decir, en el momento en que se cumpliría el aniversario de su segundo o tercer mes de gestación, que fue cuando sus madres los intentaron abortar. Otros estudios han demostrado que pacientes que han intentado suicidarse con un cuchillo y su madre lo intentó abortar con una aguja. Otro paciente se intentó suicidar con una sobredosis de drogas y su madre intentó abortarlo ingiriendo sustancias químicas, luego entonces el Dr. Feldmar dice que las ideas e intentos de suicidio eran en realidad recuerdos de los intentos de aborto que sufrieron.

En esta etapa del ser humano, en el vientre de su madre, el papel del padre es de suma importancia.

Cuando este padre del niño intrauterino maltrata, rechaza, abandona o golpea a su pareja embarazada, es impresionante el daño tanto físico como emocional que le causa al niño intrauterino.

De ahí que en la biblia exhorta en, muchos versículos el buen trato hacia la mujer, entre estos versículo se citan los siguientes:

Maridos, amad a vuestras mujeres, y no seáis desapacibles con ellas. (Colosenses 3:19 RV 1909)

Vosotros maridos, semejantemente, habitad con ellas según ciencia, dando honor a la mujer como á vaso más frágil, y como á herederas juntamente de la gracia de la vida; para que vuestras oraciones no sean impedidas. (1 Pedro 3:7 RV 1909)

Así también los maridos deben amar a sus mujeres como a sus mismos cuerpos. El que ama a su mujer, a sí mismo se ama (Efesios 5:28,29 RV 1909).

El Dr. Stott realizó un estudio de más de 1300 niños y sus familias, y nos dice que una mujer maltratada por su esposo corre un riesgo de 237 veces superior de alumbrar un niño psicológica y físicamente enfermo, comparado con una mujer que vivió una relación segura y nutritiva con su pareja.

Descubrió que los matrimonios desdichados tenían hijos que de pequeños, eran 5 veces más asustadizos que los niños de relaciones estables. Charles Spezzino, señala el caso de una mujer maltratada por su esposo, quien era en extremo alcohólico y violento y que además la abandonaría cuando iba a dar a luz, el niño nació pero, a las 20 horas de nacido, vomitó sangre y murió, al realizársele la autopsia se le encontraron 3 úlceras pépticas. La madre vivía la angustia y a su niño intrauterino fue a quien se le hicieron las úlceras producto de esa angustia. El que un esposo dé seguridad, amor, protección y cuidado a su esposa le permite a ella sentirse segura, por lo tanto, ella a su vez emocionalmente le ofrece esa misma seguridad, amor y protección a su hijo. El niño lo capta así, gracias a los neurotramisores asociados con la tranquilidad alegría y amor que la madre genera al sentirse amada por el padre del hijo que lleva en sus entrañas. Pues todas las emociónes intensas y prolongadas que la madre experimente sea placenteras o no, afectarán para bien o mal a su hijo intrauterino, por ejemplo, una mamá angustia, rechazada, con miedo o pánico, generara en su sistema límbico neurotrasmisores y los cambios físicos reales que crea el sistema nervioso autónomo y el sistema endócrino, estos neurotrasmisores se van al torrente sanguíneo de la madre, cambiando la química corporal de esta, afectando al niño, pues se alimenta de esta química sanguínea. Por ejemplo, una gestante asustada a nivel de sistema nervioso autónomo se acelera el latido cardiaco, se dilatan la pupilas, sudan las palmas de las manos y a nivel sistema endocrino aumenta la producción de neuro hormonas (adrenalina, noradrenalina, etc.) que van al torrente sanguíneo, al inundar el torrente sanguíneo estas sustancias cambian la química corporal de la madre y por lo tanto la de su hijito intrauterino, pues es de esta química corporal de la que se alimenta el niño.

De esta manera fisiológica podemos afirmar el por qué las emociones profundas y constantes de una gestante pueden afectar a su hijo intrauterino.

La comunicación de la madre con su hijo intrauterino se da a traves de tres canales; el fisiológico, el conductual y el simpático, a través de estos 3 medios se puede establecer el segundo vínculo, llamado "vinculo intrauterino", que significa la protección fundamental que el niño experimenta contra los peligros e incertidumbres del mundo exterior.

Para que este vínculo no se vea afectado es indispensable que el primer vínculo conocido como "Vinculo fantasmático" mismo que se refiere al deseo firme y profundo de anhelar embarazarse, de tener un bebe. El que se identifica cuando se tienen pensamientos de desear un bebe, de imaginárselo, de imaginarse que sería estar ya embarazada, de planear cuando quisieran que naciera, de planear en su economía, los gastos propios que implicaría el embarazo y su nacimiento, pensar en las adecuaciones propias de su habitación, prepararse fisiológicamente para cuando se llegue el momento de quedar embarazados.

Otros de los aspectos que pueden dañar el vínculo intrauterino, son algunos factores o situaciones que describo a continuación:

Haber tenido una relación muy conflictiva con su respectiva mamá, el que tu mamá cuando estaba embarazada de ti viviera un embarazo y nacimiento con angustia, miedos, depresión o cualquier alteración psicológica incluyendo algún trastorno mental, el haber tenido algún aborto, antes del embarazo que desean, el haber sido victima en la infancia de abuso sexual, el presentar temor o rechazo del embarazo, por no querer deformar su cuerpo o quedar con sobre peso, el tener problemas con el padre del niño que lleva en el vientre, el no desear ni esperar embarazarse.

Hasta aquí podemos observar como inicia la personalidad del niño dentro del vientre materno, ahora veremos también como su modo de nacer, doloroso o fácil, tranquilo o violento, determina en gran medida su futura personalidad y como éste verá al mundo que lo rodea, así tenga 5, 10, 40 o 70 años, una parte de su ser siempre mirará al mundo a través de los ojos del recién nacido que alguna vez fue.

El nacimiento es el primer choque físico y emocional prolongado que experimenta el ser humano y nunca lo olvida, vive momentos de imborrable placer sensual, momentos en que cada centímetro de su cuerpo es bañado por cálidos líquidos maternos y masajeado por los músculos maternos. No obstante, estos momentos se alternan con otros de gran dolor y miedo, incluso, en las mejores circunstancias, el nacimiento resuena en el cuerpo del niño como una sacudida sísmica que alcanzan las proporciones de un terremoto.

Al respecto el Dr. Cheek ha realizado investigaciones que aportan las secuelas psicológicas que determinados estilos de nacer pueden dejar en el ser humano.

1.2 Tabla 1 Tipos de nacimientos y secuelas psicológicas.

TIPO DE NACIMIENTO	CONSECUENCIAS PSICOLOGICAS
Nacimientos Vaginales sin complicaciones	Se da más fácilmente el optimismo, la confianza y hay más capacidad de obtener placer sexual en su futuro, como adultos.
Nacimientos por Cesárea	El niño tendrá anhelos de todo tipo de contacto físico, les puede resultar muy difícil terminar las cosas. Se le privada de sentir la oxitocina –la hormona del amor– que se segrega de forma natural en la madre en el momento del nacimiento a través de un parto, lo que trae como consecuencia natural podría presentar dificultades y distanciamiento en las relaciones afectivas madre/hijo, y verse mermada la capacidad de amar en el adulto.
Nacimiento con medicamento	Puede haber tendencia a las drogas, tienden a bostezar mucho, describen una sensación de estar y no estar.
Nacimientos prematuros de pocas semanas	Se sienten apresurados y hostigados, se anticipan a todo, son impacientes y se agobian, como si no les va a alcanzar el tiempo, se precipitan a sus citas.
Nacimientos prematuros de meses que ponen en riesgo la vida	Pueden ser vulnerables en extremo, algunos desencadenan una conducta antisocial, si requieren incubadora se sienten separados y solos, temerosos que los toquen, que los observen y que los juzguen.
Nacimientos tardíos	Son lentos, se desilusionan fácilmente, son trasnochadores, sienten que la vida es dura.
Nacimiento del sexo equivocado al que esperaban los padres	Tienen dificultades con aceptar su género, tienden a estar tristes o resentidos, en sus relaciones interpersonales, no se aceptan con facilidad, la pubertad llega a ser un gran problema, tienden a ser desilusionados.
Nacimientos gemelares	El segundo al nacer siente que otros tienen ventajas sobre ellos, se quejan de ser la segunda voz y estar en segundo término, generalmente siempre están en competencia. Si la madre no se enteró que su embarazo era de dos, como antes de la tecnología sucedía, uno de esos hijos, cuando nacen experimenta la sensación de "sentirse paquete", puede tender al aislamiento.

Nacimientos no deseados	Se convierten en adictos al rechazo en las relaciones o a ser ellos los rechazadores, tratan de hacerse los indispensables, pueden tener problemas con impuestos y trámites legales y ser desorganizados.
Nacimiento con el cordón umbilical alrededor del cuello	Son muy susceptibles a la sensación de asfixia, con frecuencia no pueden tragar sino que succionaran, no pueden usar cuellos altos, collares, corbatas, pasan de la alegría a la tristeza con extrema rapidez, intentan cuidar la salud con alimentos nutritivos y por otro lado se quitan la salud fumando mucho, presentan buen desempeños en situaciones de crisis. Se quejan de tener un nudo en la garganta.
Intentos de abortos	Sienten un temor a la vida, con frecuencia creen que la gente está para hacerles daño, buscan la autodestrucción a través de una adicción, destruyen con facilidad su matrimonio, trabajo, etc. No hay deseos de vivir, no se sienten amados ni deseados.
Nacimientos con Forcebs	Tienden al dolor y piensan que el placer conduce al dolor, piensan que deben hacer todo por sí mismos, son susceptibles a padecer dolores de cabeza, ya sea migraña o cefaleas tensionales, procuran evitar usar sombreros, gorras o cualquier prenda en la cabeza, ante cualquier problema que tengan esperan que las soluciones vengan de fuera, les cuesta tomar la iniciativa para dar solución a cualquier problema
Presentación Transversal	Se quejan de confusión, de dolor en el cuerpo, evitan los abrazos apretados.
Presentación de Nalgas	Con frecuencia odian finalizar las cosas, se quejan de hacer las cosas en forma equivocada, no saben que van a querer después, se involucran en las relaciones y luego luchan por salir de ellas. Pueden presentar problemas de aprendizaje, en la infancia. Como adultos tienden a ser impuntuales, les cuesta mucho esfuerzo hacer lo que tienen que hacer, tienden a quejarse de su mala suerte.
Nacimientos inducidos	Tienen problemas para empezar todo, se quejan de ser apáticos en sus relaciones, con frecuencia piensan no poder conseguir lo que desean.
Nacimientos rápidos	La mayor parte del tiempo se siente apresurado y nervioso, siente que su pareja los apresura, con frecuencia quieren todo con rapidez, pueden llegar a ser hiperactivos.

DRA. MARÍA ESTHER BARRADAS ALARCÓN

Nacimientos retenidos	Se sienten indefensos, sienten que en sus relaciones sus parejas los retienen, se sienten inseguros con su cuerpo, esperan que las cosas se vuelvan atemorizantes.
Nacimientos con anestesia general	Él bebe nace sin la ayuda de nadie, y con los sentidos adormecidos, lo que le puede provocar, que a futuro sean niños poco activos con problemas de psicomotricidad y como adultos, creen que siempre tienen que ser luchadores, autosuficientes, tienden a estar solos, y experimentan una sensación de pérdida y abandono. Ante las adversidades tiende a superarlas sintiendo que son los dueños de su destino.

Fuente: Propia

Los vínculos que arriba se describieron y el nacimiento constituye los fundamentos de la personalidad.

Otros de los aspectos fundamentales en esta estructura y desarrollo de la personalidad es lo que pasa minutos después del nacimiento, en ese lapso de tiempo inmediato y breve al nacer, se establece el "Vínculo Vital", que es todo lo que la mujer hace y dice después del parto como arrullos, abrazos, caricias e incluso miradas aparentemente sin propósito cumplen con un objetivo concreto; que es proteger y nutrir al niño. Según algunos, investigadores esta conducta de la madre está biológicamente regulada, un ejemplo de ello son los llantos del bebé que estimulan la producción de leche y el roce de su piel contra el pecho materno libera una hormona que reduce la hemorragia postparto.

Resultados de otras investigaciones, es que existe un periodo específico inmediatamente posterior al parto, donde se establece este vínculo, algunos dicen que su duración es de unos minutos o una hora después del nacimiento, otros establecen que son las primeras cuatro o cinco horas.

El Dr. John Kennel indica que sus límites más altos están muy por debajo de 12 horas.

Este vínculo vital se ha observado en algunos animales, como por ejemplo en las ratas, se hizo un estudio en el que a una rata, se le separó de sus ratoncitos inmediatamente conforme iban naciendo y a las 24 horas nuevamente se le juntó y ella se los comió, mientras que a otra rata de la misma raza, al tener sus ratoncitos no se separaron y se veía como los procuraba y los protegía.

Se sabe que cuando una madre está vinculada desarrolla un patrón o actitud de total aceptación y amor hacia el bebé.

Sin embargo cuando el vínculo vital no se establece, como en algunos casos de niños prematuros que requieren por varios días estar en incubadora y que lamentablemente sus padres no los asistieron, se corre el riesgo que estas madres en el futuro los maltraten. Pues el aislamiento durante semanas y a veces meses después del nacimiento, puede causar efectos psicológicos devastadores en sus madres, y en algunos casos jamás los llegan a amar con esa profundidad con que las madres vinculadas lo hacen. Muchas personas tienen una relación conflictiva con su madre, y en el camino de su vida es como si buscaran en cada mujer esa mamá, que no estaba cuando eran recién nacidos, algunos pueden desencadenar comportamientos promiscuos, y que sus parejas los abandonan, es como si inconscientemente tuvieran un mandato muy grabado de "nadie me quiere, me van a abandonar" "si me abandonan….me puedo morir." Estos mandatos los orillan, a que ellos tiendan a abandonar, antes de ser abandonados. Con frecuencia comentan *siento que me falta algo* "creo que hay algo pendiente de hacer."

Reflexiona en las siguientes preguntas

- ¿Antes de embarazarte como fue la relación con tu respectiva mamá?
- ¿Cuánto sabes de la experiencia que tu mamá vivencio con respecto al embarazo y nacimiento de ti?
- ¿Tu mamá presento algún trastorno mental o afectivo cuando estaba embarazada de ti?
- ¿Antes de estar embarazada o entre tus embarazos tuviste algún aborto?
- ¿Sabes si cuando estabas en el vientre de tu mamá si ella estuvo expuesta a situaciones que la sumergieran en depresión miedo o ansiedad?
- ¿En tu infancia viviste algún abuso sexual?
- ¿Presentantes alguna actitud de rechazo por los cambios físicos propios del embarazo (como subir de peso entre otros)?
- ¿Durante el embarazo como describes la relación con tu pareja?
- ¿Consideras verdaderamente que antes de concebir a tu bebe lo deseabas?

DRA. MARÍA ESTHER BARRADAS ALARCÓN

Ejercicios para Sanar

Es necesario señalar que el motivo de dolor o trauma ya no está siendo generado por las circunstancias presentes, sino por las introyecciones y recuerdos, que al estar tan internalizados tanto a nivel inconsciente como consciente, se experimenta como si aún fueran presentes y como si el tiempo no hubiera pasado, pues se percibe todo a través de esos traumas.

Son como esos lentes a través de los cuales vemos el presente y el futuro.

Los ejercicios que se recomiendan tienen que ver con el trabajo de esos recuerdos que influyen tanto en nuestro presente, como con los personajes y situaciones introyectadas, así por ejemplo el dolor causado por tu contexto cuando eras niño/a, ya no existe ni tu tampoco eres pequeño por lo que ahora te puedes defender, sin embargo aún sientes que esas viejas y desagradables experiencias están vivas dentro de ti y siguen afectándote e influyendo en cada decisión que tomas, como si estas no hubieran pasado, un ejemplo de esto seria, el recuerdo nítido de haber sido maltratada de pequeña por tu papá probablemente hoy en día él ya cambio y hasta a lo mejor aprendió como darte cariño, pero esos recuerdos hacen que tu no estés dispuesta a recibir bien, sus muestras de afecto, e incluso pueden ser que de manera inconsciente esperes de tu pareja el mismo maltrato que tu padre te dio, hay posibilidades que te agraden los hombres que no saben amar, o no saben demostrarlo, y si te encuentras con uno que te exprese bien el cariño probablemente seas tú la que no lo valores, generalmente nuestras decisiones en todos los aspectos de nuestra vida, estan basadas en motivos inconscientes. Por lo que se trabaja con esos personajes o recuerdos que se ha introyectado, se trabajan con áreas de nuestra propia personalidad que no nos perdonamos, o que no aceptamos de nosotros mismos

Utiliza la técnica de la silla vacía (ver anexo)

> Tu como hijo o hija; escribe una carta dirigida a tu papá o mamá con el título **Papá o Mamá lo que más me duele de ti es**.........................Ahí le escribes cómo te afectaron de pequeño (Esta carta está dirigida a esos papas que internalizaste)

por lo tanto si tus padres ya murieron o viven esto no te impide que realices el ejercicio, puesto que si viven no les entregaras la carta. Algo muy importante es que al final de la carta decidas decir que los perdonas, y realiza un ritual de quemar o destruir la carta, como simbolizando la muerte de ese dolor, que al recordar la escena ya no estará presente.

➢ Si ya tienes hijos, tu como papá o mamá realiza con tu hijo la siguiente actividad: Entra a una alberca de agua tibia carga a tu hijo o hija y abrazándola rodeados del agua tibia le dices al oído "perdóname", "*te amo, tienes derecho a vivir y ser feliz*", "*te amo te libero de todo rechazo*", "*declaro y decreto que eres un niño o niña feliz*", "*eres seguro o segura de ti misma*"

➢ Puedes escribirte una carta para ti, con encabezados como este.

"De lo que me siento culpable es………"
"Hoy me perdono de………………"
"A mi bebe no nacido…………….."

Reflexiona en esta cita Bíblica

Porque tú poseíste mis riñones; 13. Cubrísteme en el vientre de mi madre. Te alabaré; porque 14. formidables, maravillosas son tus obras: Estoy maravillado, Y mi alma lo conoce mucho. No fue encubierto de ti mi cuerpo, 15. Bien que en oculto fui formado, Y compaginado en lo más bajo de la tierra. Mi embrión vio tus ojos, Y en tu libro estaban 16. escritas todas aquellas cosas Que fueron luego formadas, Sin faltar una de ellas. (Salmo 139:13-16 versión Reina Valera 1909)

Te recomiendo esta misma cita Salmo 139:13-16 en la versión Reina Valera 1960

COMO INFLUYE EL ROL QUE PAPÁ Y MAMÁ EJERCEN, PARA LA FORMACIÓN DE LA PERSONALIDAD DE SUS HIJOS

E N ESTE CAPÍTULO se menciona de manera general la influencia del rol de mamá y papá en la formación de la personalidad, ya sea de su hijo o de su hija.

Para iniciar es muy importante mencionar que la ausencia del padre en la vida de los hijos tiene, en la inmensa mayoría de los casos, repercusiones negativas que se manifiestan en diferentes planos del ajuste adaptativo de los niños y futuros adultos. Así mismo el inadecuado ejercicio del rol tanto de papá como de mamá puede dejar grandes heridas en la estructura de la personalidad de los hijos

➤ 2.1 Relación madre-hijo

La madre sobreprotectora hace que el hijo termine creyendo que no puede valerse por sí mismo, formara en el hijo la creencia de que sin ella no puede vivir, que la necesita para siempre en cada una de las decisiones que tenga que tomar por lo que creerá que la necesita siempre cerca para poder funcionar.

La mamá que constantemente le recuerda al hijo lo que hace por él, le provoca culpabilidad y le hace sentir en deuda con ella, aún le hace sentir responsable de su infelicidad y sabe que haga lo que haga será nunca será suficiente para hacerla sentir feliz.

Se genera una lucha por rechazar las críticas y deshacerse de la protección. Una parte de ellos siente amor y odio por ella y se genera una guerra en silencio donde con frecuencia cuando este se casa, su esposa es víctima de esta ambivalencia de sentimientos. Dicho de otra manera *"no busca quien se la debe sino quien se la pague"*

Algunos esposos tratan a su esposa de la manera que les hubiera gustado tratar a su madre, y que por miedo nunca le reclamaron o se enojaron con ella. Se vuelven iracundos, explosivos defensivos, insistentes y cometen abusos verbales contra ellas. A esto se llaman sentimientos fantasmas.

Este tipo de sentimiento puede manifestarse de diferente manera, un ejemplo el hombre que pide permiso a la esposa para actuar y la convierte en autoridad sobre él, todavía no ha logrado eliminar el fantasma de la madre en su matrimonio.

La mayor frustración para una esposa, es que, su marido se comporte como un ser dependiente e indefenso.

En muchos hogares, en la incompetencia de solucionar adecuadamente su relación matrimonial, la madre prepara al hijo como el esposo que deseaba tener, generando en el hijo una responsabilidad que no debe tener y una insatisfacción con su padre, la cual proviene en realidad de la insatisfacción de su madre hacia su esposo.

La mayoría de los hombres generalmente no exteriorizan sus más profundos sentimientos hacia su madre. Sin embargo en el fondo, sus sentimientos y lo que esperan de sí mismos y de sus esposas puede muchas veces atribuirse a la relación que tuvieron con sus madres cuando ellos eran niños.

La madre pasiva y débil incita al hijo a convertirse en padre protector porque actúa como si fuera una niña desvalida. Indebidamente ya que los hijos, no pueden manejar los problemas de los adultos.

La madre sofocante y controladora dará como resultado al hombre misógino; Hombre pasivo-agresivo, que cuando se casa violenta a su esposa, como hubiera querido violentar a su madre, por la forma en que esta le gritaba, golpeaba, rechazaba o era injusta con él.

➢ 2.2 Relación madre-hija

La niña a través de la madre se identifica con su propio sexo aprende todos los roles, mujer, esposa, madre, hija, hermana.

La madre la orienta hacia la vida emocional, a través del establecimiento del vínculo intrauterino como producto del amor y deseo de que ella naciera, de tenerla en su vientre. Pero también puede orientar hacia la muerte emocional, cuando rechazo estar embarazada de esa niña y peor aún, si alguna vez la intento abortar.

El amor de la madre en la hija, hace que trascienda y ella anhele dar vida a través de desear tener un hijo. Pero la ausencia de este amor hará que no desee a futuro llegar a ser madre o que este aterrada de la idea de serlo.

También a través de la madre, la hija aprende a respetar o detestar a los hombres, sobre todo si no tuvo la compañía y las muestra de amor de su padre.

➤ 2.3 Relación Padre-hija

El papel del padre en la formación de la personalidad de la hija es determinante en varios aspectos, Uno es en que, la ayuda a desarrollar una identidad sexual positiva.

Al respecto, Elyce Wakerman en su libro acerca de la pérdida paternal, lo describe así: "Aunque la madre puede ser un modelo de femineidad, es el padre quien motiva a la hija a iniciar la conducta femenina".

Por su parte la Dra. Heather Harphan (1955), señala que veíamos a nuestra madre cuando se ponía el maquillaje, se echaba perfume y se arreglaba el cabello. Ella era nuestro ejemplo, pero era la luz que brillaba o dejaba de brillar en los ojos de papá la que determinaban nuestra valía como mujer.

Es decir, la contribución del padre en la identidad sexual de su hija va más allá de la afirmación de su femineidad. Él también es un modelo de su primera interacción con el sexo complementario e influye en sus relaciones con los otros hombres. Si la hijita se sintió amada por su propio padre, le resultara más fácil creer que otro hombre también la amara. Si su padre fue disfuncional, buscará un esposo disfuncional y por supuesto, el rol de esposa está íntimamente relacionado con el rol de mamá. Lo que traerá consigo maltrato infantil.

Por otro lado la desconfianza es la emoción más comúnmente transferida, con la que tiene que tratar la hija sin padre.

Ella cree, que al fin, cualquier hombre en el que confié, la lastimará o abandonará como lo hizo su padre

También la promiscuidad sexual es una consecuencia ampliamente reconocida de la perdida paternal.

El Dr. Josh Mc. Dowell, nos dice que la falta de un padre amoroso y cariñoso puede dejar a una mujer con el deseo insaciable de ser abrazada y recibir afecto de un hombre. Además que puede llegar a establecer en ellas el confundir la ternura con eroticidad.

Una de las funciones del padre es fomentar la autoestima y autorrespeto en su hija, él se ocupa de poner ciertos límites ante, escotes pronunciados o ropa exageradamente provocativa, si no lo hizo, es probable que esta hija, considere que su cuerpo es de poco valor. Muchas veces, darse en la intimidad con personas que no son su pareja, no les genera ni culpa, ni pena.

La baja autoestima, es decir el poco amor propio está basada, en no sentirse amada por su padre, por lo que crece convencida de que no era especial, importante o digna de amor. Pues es papá quien determina la confianza de la mujer sobre su femineidad.

Si papá ama a su hija, ella creerá con más facilidad que otro hombre también podría amarla otro día.

Si papá le demuestra ternura con expresiones físicas, será menos probable que ella busque afecto en relaciones vacías, engañosas o promiscuas con los hombres

El papá es el modelo, de su primera interacción, con el sexo opuesto e influye mucho en sus futuras relaciones con los hombres.

La pérdida de papá, hace entrar a la hija a la adolescencia, con una necesidad desesperada de atención masculina.

Si su padre la rechazo de niña, al crecer y llegar a la adolescencia o juventud tendera a relacionase con chicos que le hagan, revivir el rechazo del padre, y al revivirlo lamentan la pérdida de este.

La hija de un padre disfuncional, a menudo se casa con un esposo disfuncional

La inseguridad y resentimientos antiguos sepultados en la niñez, durante el matrimonio, surgen para buscar desahogos en su nuevo hogar. Generalmente ya como esposa tiende a mira a su esposo a los ojos, solo para hallarse cara a cara con las necesidades paternales insatisfechas de su niñez.

Las heridas de la identidad sexual de la hija privada del padre son con frecuencia, invisibles durante sus primeros años de vida.

Estas heridas no comienzan a manifestarse, hasta la adolescencia, la incomodidad del desarrollo corporal y las penas del amor de jóvenes.

La hija de padres divorciados establece un patrón de perdida y de relaciones interrumpidas.

La hija cuyo padre murió, se casa con un hombre que se acomoda al papel de "papi" perfecto, pero que nunca puede llegar a la medida de la imagen idealizada del difunto.

➤ 2.3 Relación Padre – hijo

La relación padre-hijo se ve fuertemente matizada en el ejercicio profesional del hijo.

El primer apego paternal tiene el poder de crear expectativas sobre toda nuestra relaciones subsecuentes y la elecciones en el trabajo.

El padre que carece de expresión emocional, contacto físico o comunicación exterior de empatía hacia sus hijos, pueden generar en ellos, la misma incapacidad de expresar las emociones, incapacidad que se ve manifestada cuando este tiene ya el rol de padre. Es decir cuando son adultos, son incapaces de expresar amor, se acostumbran al aislamiento emocional y aprenden a soportar los altibajos de la vida por su cuenta, en vez de compartir sus pensamientos y sentimientos con los demás. Cuando se asustan, se enojan o se preocupan, es probable que se retraigan en vez de buscar el apoyo de la familia y los amigos. El aislamiento es el lugar seguro de este hijo en momentos de crisis,

El hijo que tuvo un apego inseguro con su padre, buscara trabajar con un jefe que sea un padre sustituto, o con personas que pongan una gran atención a sus subordinados y exhiban una gran empatía.

Apegos débiles, con su padre la consecuencia es, la falta de autoestima necesaria para expresarse con fuerza y creatividad, situación que le afecta por supuesto a su vida profesional, por ejemplo, uno de sus mayores obstáculos es lograr un ascenso y desarrollo profesional. Estos hombres, generalmente son vistos como un lobo solitario o un extraño en el ambiente emocional de la empresa.

Esta falta de conexión emocional es un impedimento constante para cualquier desarrollo profesional.

Por otro lado, la consistencia y la previsibilidad emocional del padre, es el medio para construir la confianza en sí mismo, y la confianza es la base de todos los apegos y las relaciones en la vida de un niño, adolescente, adulto y anciano.

La ausencia de esta consistencia es decir, cuando el padre es inconsistente, impredecible, como por ejemplo que a veces satisface las necesidades emocionales, las físicas, y mentales de su hijo y otras veces no las atienden y es hasta indiferente. Trae como consecuencia generar en el hijo el temor de que el mundo no es lugar seguro, puede generar una personalidad paranoide.

En la carrera y trabajo del hijo ya como adulto, este apego intermitente le afecta:

Tiende a ser receloso, si es jefe rara vez se pone en el lugar de los subordinados.

Tiene problemas con equipos de trabajo. Interpreta acontecimientos generalmente de forma negativa. Los jefes le consideran incapaz de motivar a otros.

Si tu padre, era depresivo, ambivalente o distraído y no demostraba su amor, ni cuanto te valoraba, cuando eras niño, pudo provocar que interiorizaras el sentimiento de no ser querido. La consecuencia de esto es que más tarde, se presentan dudas insistentes sobre tu valor propio, una sensación de que a los demás no les agradas, y de que lo que haces no tiene importancia.

Como adulto puedes sentir vergüenza por no merecer, ser tomado en cuenta. Una sensación persistente de no ser "suficientemente bueno", y de sentirte inseguro.

El hijo rechazado por su padre, le genera resentimiento, que le lleva a la ira y a la furia.

El denominador común en las pandillas violentas es la presencia de un padre que les rechazo, cuando eran niños. El hijo rechazado generalmente a los 12 años vuelca su ira a la sociedad, y es muy vulnerable para tener malas amistades,

La paternidad indiferente desde la ausencia hasta el abandono físico, lleva, a los hijos a padecer desde una profunda tristeza así como, una profunda ira (violencia, conducta criminal).

La respuesta psicológica natural ante la pérdida de la relación padre-hijo es el miedo, el dolor y luego la ira, para cubrir herida emocional y mental.

Y quizás el daño más severo de que papá y mamá no hicieran bien su papel, es haber sembrado paradigmas totalmente equivocados acerca de la paternidad, de la autoridad, del concepto de obediencia, paradigmas que se ven también fuertemente manifestados en una profunda incredulidad o creencia equivocada de quien es **DIOS**, que esperar de *ÉL,* o de saber cuál es el propósito que *ÉL* tiene para su vida, como creer que *ÉL* quiere lo mejor para uno.

Pero la buena noticia es que no importa, con cuanto dolor te hayas identificado con todo lo escrito hasta aquí, lo importante es que tú puedes superar cada una de estas heridas y heredar a tus generaciones, una vida más digna y más orientada a la felicidad, a cultivar los valores.

DRA. MARÍA ESTHER BARRADAS ALARCÓN

Si te propones recuperar tu identidad original o primaria la cual es, que antes de estar en el corazón de tus padres, estas en el corazón de *DIOS*, y solo *Él* puede sanar y restituir en tu vida y tus siguientes generaciones todo lo que en la infancia se te negó.

Reflexiona en las siguientes preguntas

Si eres mujer describe las cosas que más admiraste de tu mamá en su rol de mamá

¿Qué juegos preferías de pequeña?

¿Siempre anhelaste ser mamá?

¿Qué admiraste de tu mamá en su rol de esposa?

¿Qué admiraste de tu mamá en su rol de mamá?

Con respecto a tu papá ¿sientes que fuiste su princesa?

¿Qué sentimiento tienes al recordar a tu papá, o al ver alguna película que trate del amor paterno?

¿Te has relacionado con parejas que no te han sabido valorar?

¿Te has descubierto menospreciando a tu pareja sin que este te haya hecho nada que te afectara?

¿Comparas a tu pareja constantemente con tu papá?

¿Te gustaría que tu pareja te trate como tu papá trato a tu mamá?

Si eres hombre ¿Que emociones se presentan cuando recuerdas a tu mamá?

¿Tu mamá te sobreprotegió?

¿Tu mamá te apoyaba en todo aun en contra de tu papá?

¿Y tu papá cuando tu eras un niño estuvo presente en tus momentos más importantes, como cuando tenían competencias en los equipos de deporte a los que pertenecías, o el día del padre festejado en la escuela, o cuando otros niños se burlaron de ti?

Ejercicios para sanar

Utiliza la técnica de la silla vacía (ver anexo)

* Has un escrito donde renuncias a cada palabra de rechazo o insulto que de pequeño/a recibiste de tu papá o de tu mamá
* Cada vez que aparezca un recuerdo doloroso o una palabra ofensiva, recibida en tu infancia di a ti misma/o; *"Hoy también decido perdonarte esto"*, y no permitas anidar ese recuerdo, como

para darle vida, convirtiéndote a ti misma/o, tan cruel como sentiste lo fueron tus padres contigo.

- Realiza tu autobiografía al final de este libro está un anexo que te guiara como elaborarla.

Aprópiate de las siguientes citas bíblicas:

"¿Olvidaráse la mujer de lo que parió, para dejar de compadecerse del hijo de su vientre? Aunque se olviden ellas, yo no me olvidaré de ti." (Isaías 49:15 RV1909, pág. 997)

Te sugiero leas esta escritura Isaías 49:15 en la versión Reina Valera 1960

"No temas, que yo soy contigo; no desmayes, que yo soy tu Dios que te esfuerzo: siempre te ayudaré, siempre te sustentaré con la diestra de mi justicia." (Isaías 41:10 RV 1909, pág., 1007)

Te sugiero leas esta escritura Isaías 49:10 en la versión Reina Valera 1960.

Reflexiona en esta cita Bíblica

Aunque mi padre y mi madre me dejaran, Jehová con todo me recogerá. (Salmos 27;10 - Reina Valera 1909, pág., 27.)

DRA. MARÍA ESTHER BARRADAS ALARCÓN

PARTE II

SANANDO MI YO INTERNO NIÑO/A Y PADRE/MADRE

CAPITULO III

SANANDO AL NIÑO QUE UN DÍA FUÍ PARA SER EL PADRE QUE HOY MIS HIJOS NECESITAN QUE SEA

COMO SE SEÑALÓ en el capítulo I, la concepción, gestación y nacimiento dan inicio a los cimientos de la personalidad, que delineará el camino y tipo de decisión, que tomaran en futuras etapas de desarrollo, en todos los diferentes roles en su vida.

Las vivencias en la infancia, en el adulto forman parte del pasado sin embargo, siguen vigentes en el presente, cuando se convierten en filtros, a través de los cuales se analiza todo lo que nos acontece, e influyen para la toma de decisiones en el presente, estos filtros delinean la interpretación que le damos a nuestras relaciones interpersonales, estos filtros delinean la manera en que concebimos la vida. A través de ellos se establecen expectativas convertidas en ideas irracionales cuyo propósito es afirmar y confirmar paradigmas establecidos en la infancia. Un ejemplo es el caso de Rita, Una mujer de 40 años casada, con dos hijos, su esposo fue antes casado y con tres hijos, Rita toda su vida lucho por ser valorada y reconocida por su mamá, quien prefería a sus otros hijos, grabo dentro de sí la idea de que todo lo que necesitaba, se lo tenía que ganar y que para ser aceptada tenía que comprar el poco cariño que le daban, a través de darles dinero y cosas materiales. Por lo que siempre trabajo y a lo largo del tiempo y de tener que darles a los demás, se hizo experta y formo una empresa, que le permitió generar más recursos económicos, sin embargo, por más que daba tanto a familiares, empleados, clientes, nunca los tenia satisfechos, pues el día que ella protestaba, cuando le desperdiciaban o destruían cosas, ellos la castigaban ignorándola. Lo mismo sucedía con su esposo y los hijos de su matrimonio anterior, quienes le pedían más dinero y no le permitían que asistiera a reuniones familiares que ellos organizaban, ella solo lloraba pues en su presente se repetía su infancia, el sentimiento de rechazo.

Sanar las heridas de la infancia como el rechazo, el maltrato, el abandono, es de vital importancia ya que estas quedan sumergidas en lo más profundo de nuestro ser, en el inconsciente, que viene siendo el motor de la personalidad. Cada recuerdo doloroso o alegre tiene una imagen de ese bebe, niño o adolescente que un día fuimos. Visualizar esa imagen nuestra, cuando teníamos meses, o primeros años de vida es a lo que llamaremos niño interior.

En la medida que más experiencias dolorosas se hayan tenido cuando fuimos pequeños, más nos alejamos de la parte positiva o natural de ese niño interior alegre, juguetón, curioso, con capacidad de asombro.

Como adultos cada vez que te sientes solo, continuamente rechazado, triste abandonado, irritable, desconfiado, sin capacidad de asombro, de disfrutar, tenso, estas reflejando esas etapas de tu vida, cargadas de heridas psicoafectivas en la infancia. No hay situación que dañe más la estructura de ese niño interior que el maltrato recibido de nuestros padres y la mala relación de pareja que ellos hayan establecido.

Las circunstancias que nos rodearon cuando fuimos niños, si fueron positivas sembraron en nosotros seguridad, confianza, capacidad de disfrutar, certeza de ser amado, sentido de pertenencia, de identidad.

Pero si por el contrario estas circunstancias fueron adversas, inconsistentes, incongruentes, injustas, pudieron haber sembrado inseguridad, certeza de saber que nadie te amara, ya que de quien debiste recibir amor y aceptación; tus padres o quienes te criaron, si ellos, no te amaron, en tu presente sentirás que nadie te amará. Estas experiencias dan fruto, en posteriores etapas del desarrollo, afectando cada uno de tus diferentes roles, sobre todo el rol de esposo/a y papá/mamá.

Para algunas teorías de la personalidad, como es el Análisis Transaccional, el cual menciona que en los primeros años de vida, se forma en nuestro inconsciente el guion o argumento de nuestra vida, en el cual, el protagonista principal de este guion o libreto, es uno mismo, este guion de vida, delinea la manera en que se percibe nuestro contexto, la manera en que establecemos las relaciones interpersonales, no solo en el presente sino también en el futuro, en este guion o libreto viene siendo como, la película de nuestra vida, tiene establecido, las características que se esperan de la futura pareja, con la que se conformara un hogar, de la visión y sentido, que se le dé a la vida, de la manera que nos relacionaremos profesionalmente, laboralmente, de las características de las amistades que tendremos, de cómo seremos como mamá y papá, en si delinea un destino que nos llevara a estar en un entorno tan desolador, violento, vacío o triste como el entorno que le tocó vivir cuando fuiste niño.

Cuando nos detenemos a "mirar" nuestro pasado, y observamos que en nuestro presente tenemos, actitudes, de auto-reproche, de enojo hacia sí mismo, por haber permitido, que otros nos ofendieran en cualquiera etapas de desarrollo, o por esperar siempre que papá o mamá nos llegara a amar, o por haber vivido siempre con pánico hacia papá o mamá, o por tener siempre una postura de auto-menosprecio, de auto rechazo, de no aceptarnos físicamente, de estar siempre al pendiente de maximizar, nuestros defectos, de minimizar nuestro cualidades, de compararnos siempre con personas que tienen más competencias que las nuestras, con el propósito de vernos menos que ellos, siempre en postura de auto-menosprecio y de creer que los demás son mejores que uno, el reprocharnos no haber, puesto un alto a aquel que nos puso en ridículo.

Estamos entonces reproduciendo en nosotros mismos, las mismas actitudes que tanto nos hirieron de nuestros padres. Rechazamos esa parte de nuestro pasado, ese niño interior, de la misma manera, que nos hizo sentir el rechazo de nuestros padres en ese pasado. De acuerdo al lenguaje del Análisis Transaccional, estamos ejerciendo hacia nosotros mismos, un Estado del yo Padre crítico negativo.

Estos recuerdos del pasado, de nuestra infancia, ese niño interior, hoy en día se convierte como una fuente de amargura, dolor, tristeza, rabia, miedo, que aunque nos esforcemos por reprimir, por olvidar, se hace presente matizando nuestras actitudes, y toma de decisiones, en todas las áreas de nuestra vida, y en todos nuestros roles, por supuesto incluyendo el rol de ser padre.

Recuerdo a Pedro, un adolescente de 15 años, vivía con sus padres y su hermana, su clase socioeconómica era alta, un día le dice a su papá, que anhelaba ir a esquiar, y el padre contestó *"y porque has de ir.........si yo nunca pude ir a ningún lado y menos a esquiar"* cuando el hijo pregunta la razón del porqué nunca fue a esquiar, el padre le contesto *"porque tu abuelo no tenía dinero, éramos muy pobres"*, a lo que el hijo le dijo *"pero esa no es nuestra condición"* *"Tú si tienes dinero"* el papá termino diciendo *"bueno entonces, porque no quiero"*.

Otro caso: Una adolescente le dice a su mamá; *"Mamá me gusta mucho Pedro"* (un compañero que asistía a la misma escuela donde estudiaba ella) y agrego; *"Como vez, yo creo que si me hago amiga de su mamá, Pedro al verme en su casa ¿verdad que le puedo llegar a gustar?"*. A lo que su mamá de manera impulsiva le dijo; *"¡NO, claro que no!"* *"Date cuenta que estas fea, que usas lentes y eres morena".* La consecuencia de este comentario que su madre hizo, generó en ella una gran inseguridad, y nunca más intentó acercarse al joven que tanto le gustaba, ni buscar alternativa alguna para hacerse novia de él. Con el tiempo esta hija descubre que su mamá, era muy insegura y siempre se consideró muy fea.

Otro caso: Un papá, que cuando iba con su familia a comprar la despensa llenaba el carrito del súper con muchas cajas de cereales, eran tantas cajas de cereales que se echaban a perder, un día uno de sus hijos le pregunto repetidamente porque compraban innecesariamente tantas cajas de cereales. El padre contesta que para *"que siempre haya en la casa."* A lo que el hijo contesto nuevamente *"que no era necesario tantas",* en ese momento el padre le narra que: *"cuando era pequeño mi papá, me castigo prohibiéndome cenar, una noche cuando mi papá llegó del trabajo, se dio cuenta, que a escondidas mi mamá, me estaba dando de cenar, y él se enojó mucho, me retiro la comida y me castigo enviándome a mi cuarto, yo tenía mucha hambre." "Ya estando en mi cuarto, y con hambre, solo veía desde mi venta del cuarto, la ventana de la cocina del departamento de enfrente, donde se encontraba una alacena, en la que había cajas de cereales, a raíz de esto me dije que cuando fuera grande compraría a mis hijos muchas cajas de cereal."* En realidad, este padre cuando compraba de manera irracional tantas cajas de cereal, de alguna manera quería satisfacer a su niño interior que se había quedado con hambre, pero no precisamente hambre física, sino hambre emocional de aceptación y reconocimiento de su padre, por lo que por más cereal que comprara nunca se vería lleno, ya que el cereal solo era la representación simbólica de las necesidad de amor y comprensión que deseaba le diera su padre.

Un día llega al consultorio una profesora de primaria muy afligida y con muchos remordimiento de culpa, por golpear y ofender a sus hijos, cuando se le pregunte que platicara acerca de su infancia, ella señala que: *"fue muy dolorosa y llena de violencia, mi mamá, me golpeaba y ofendía",* describió que cuando su mamá se enojaba ante la más mínima desobediencia, *"me tomaba de los cabellos y me azotaba, la cabeza contra la pared, me cacheaba y me prohibía, que la mirara a los ojos".* Cuando le pregunte el tipo de castigo que ella le daba a sus hijos en ese momento llorando dice *"yo los golpeo exactamente de la misma manera en que mi mamá me golpeaba".*

En uno de los cursos para padres que impartí, recuerdo que una de las mamas que participaron, se quejaba y acusaba, a su esposo de no convivir con sus hijitas, cuando este llegaba del trabajo, las niñas tenían en ese entonces 3 y 5 años de edad, la señora mencionaba que las niñas anhelaban que su papá llegara de trabajar para estar con él, sin embargo cuando él llegaba, lo primero que señalaba es porque no las había dormido antes de que llegara, o le decía *"entretenlas en lo que yo duermo una siesta"*, su esposo tiene como profesión contador, empleado de una empresa, y su argumento para no atenderlas es que llegaba muy cansado, y que para poder rendir en la empresa tenía que dormir lo suficiente. Al escuchar esto, otro papá Ingeniero de profesión, quien iniciaba una pequeña empresa, en la que solo tenía un empleado, el giro de su empresa era, instalar los climas y el sistema eléctrico en hoteles, lo que implicaba ejercer un trabajo de mucha responsabilidad y esfuerzo no solo mental sino físico también, menciono que lo que más deseaba era llegar a su casa y, jugar a los caballitos con sus hijos. Que el solo hecho de ver a sus hijos le quitaba el cansancio que su trabajo le generaba. Después de escuchar yo las dos participaciones, les pregunte *"¿qué recuerdos tienen con respecto a la relación que tuvieron con su respetivo padre?,* El contador menciona que su papá nunca jugó con él y que lo recuerda únicamente como proveedor, mientras que el ingeniero recuerda a un padre, que siendo obrero de una compañía que elaboraba tubos de acero, teniendo trabajos tan rudos, siempre que llegaba a su casa, lo primero que hacía era jugar con sus hijos, su papá se ponía en cuatro "patas" simulando un caballo y los niños se sentaban en su espalda, la sala de su casa, era el campo, y él los paseaba.

Es tan necesario sanar las heridas de la infancia. ¡Es tan indispensable, sanar a nuestro niño interior!

En la medida que perdonemos cada uno de los recuerdos dolorosos que ese niño interior, vivió, en ese pasado, entonces nos presentamos a nuestra vida presente con actitudes frescas y con libertad de tomar decisiones que nos lleven a no repetir nuestra historia en nuestros hijos.

Cuando comprendamos que lo que vivimos en ese pasado, en nuestro entorno, cuando fuimos pequeños, cuando dejemos de juzgar los errores que como niños cometimos, cuando no rechacemos esa timidez, esa inseguridad, esa espera de ser querido, esa búsqueda de ser aceptado, de pertenecer y admitamos que todo lo que hicimos y decidimos en su momento significaba una lucha por sobrevivir y no morir en el camino, será entonces que el Yo Adulto dejara de ser enemigo número uno, del Yo Niño.

Recuerdo el caso de una gran mujer Viky, profesionista, esposa y madre de dos hermosos hijos, exitosa profesionalmente, con una vida llena de satisfacción, de éxitos en sus diferentes áreas. Viky de niña enfermo de una enfermedad que le genero una discapacidad, que amerito muchas intervenciones quirúrgicas y el asistir a rehabilitación por muchos años en su niñez y parte de su adolescencia, y aun como adulta Viky asistió a rehabilitación consistente en electro-estimulación, es decir, le ponían en sus piernas y brazos alrededor de cada rodilla y cada codo, unos electrodos y le descargan toques eléctricos para estimular algunos músculos atrofiados, en una ocasión siendo ella la Sra. y profesionista exitosa que yo conocía, estando ella en la clínica de rehabilitación, su Dr. le acomodo los electrodos como de costumbre y de manera gradual subía los voltios de electricidad, ella no se quejaba y llego el nivel máximo de voltios, y al ver el Dr. que Viky, no protestaba, se dio cuenta que la maquina estaba desconectada, sin pensarlo la conecta y una gran descarga eléctrica recibe Viky en cada extremidad, provocándole un gran dolor físico, ella ¡grito fuertemente!, el Dr. desconecto la máquina de manera inmediata Viky reacciona corriéndolo de la habitación, continuando la atención médica, una de sus enfermeras, quien con mucha cautela y cuidado graduó, la intensidad de los voltios, hasta donde no le resultara doloroso. A partir de ese momento toda la hora de rehabilitación Viky, lloro y lloro, pero ya no por un dolor físico en sus extremidades, pues este desapareció en cuanto desconectaron la máquina, sino porque en ese instante, tuvo un recuerdo de cuando era niña (una imagen de su niña interior) a quien percibió con tanto claridad. La veía ¡aterrada! en una mesa de cirugía, porque le iban a retirar el yeso de sus piernas, esa imagen, en la que percibió el pánico de su niña interior era debido a que en ese tiempo cuando niña le retiraban el yeso, lo hacían con una cierra redonda, de manera manual, al pulso del médico, y este, le llegaba a rasgar la piel, entonces Viky, mentalmente lo que hizo es: que ella ya como adulta madre y profesionista segura de sí misma y realizada, mentalmente entra a la escena, de ese tiempo pasado, en ese recuerdo, en ese cuarto de cirugía, y abraza a esa niña interior, que es ella misma, la consuela, le da cariño y la acompaña hasta que le quitan el yeso, después la lleva a perdonar a ese doctor que sin quererlo la llegaba a lastimar.

Ella abraza a su niña interior y le platica que cuando creciera, todos estos momentos de dolor físico, de esfuerzo, por aprender a caminar, serian recompensados, ya que siendo adulta, sería una exitosa esposa madre y profesionista, y que estaría llena de bendiciones, de satisfacción y éxito en diferentes áreas de su vida.

Viky, narra que ha trabajado en su respectivo crecimiento personal y que nunca se hubiera imaginado que guardaba en esa parte de sus piernas un recuerdo de su niña interior llena de tanto pánico, y que solo una descarga a eléctrica como la que experimento hizo que trajera a su presente este recucrdo tan doloroso proporcionalmente hablando a la intensidad de voltios recibido. Cuando se ha estado en contacto con su niño/a interior y se tienen experiencias fuera de la sesión psicoterapéutica, la persona es capaz de auto ayudarse, y hacerse responsable de perdonar, aceptar.

Pues la aceptación, el reconocimiento, la misericordia hacia ese niño interior lastimado, y el amor incondicional hará que ese niño interior sea una fuente inagotable de energía, de espontaneidad, de curiosidad, de asombro, de vivacidad y creatividad. En su vida actual como adulto.

Sera entonces cuando nuestro rol de padre se dignifica, tendrá mayor capacidad de amar y orientar y educar a los hijos que se tengan ahora si por ellos mismos y no por compensar en ellos los dolores de nuestra propia infancia.

En la medida que los padres logren conocer, amar y aceptar a su niño interior, podrán entonces vincularse y tener mayor apego con sus hijos, pues afianza también sus recursos internos, de misericordia, comprensión, simpatía, para establecer una mejor comunicación con sus hijos, contaran con una mayor capacidad de impulsarlos a ser ellos mismos, a ser responsables de su propio comportamiento. Pues son los hijos los que mayormente se benefician, al tener padres que se aceptan a, sí mismos, que se respetan, que reconocen sus capacidades, y que están en la apertura de ser mejores como seres humanos y como padres.

Cuando hacemos consciente y aceptamos a nuestro niño interior, cuando valoramos todo cuanto esta parte de nosotros, hizo por sobrevivir, estaremos en la mejor posibilidad de ejercer una paternidad o maternidad responsable, que contribuya hacer hijos felices, responsables de su propio comportamiento, respetuosos con los demás y con su entorno.

Reflexiona en las siguientes preguntas

¿Qué es lo que tu hubieras cambiado de tus padres con respecto al trato que recibiste de parte de ellos cuando tú eras niño?

¿Qué crees que tu niño interior te pediría para sentirse más feliz?

¿Hay reclamos de tu niño interior hacia ti?

¿Hay reclamos de ti hacia tu niño interior

Ejercicios para Sanar

- ➤ Haz una carta a tu niño/a interior con la mano no predominante,
- ➤ Con tus ojos cerrados imagina que estas frente a la casa donde creciste cuando eras niño, te pasas a la acera, te acercas a la casa, y te das cuenta que la puerta esta semi abierta, entras a la casa y al parecer no hay nadie, te asomas en todas las habitaciones y cuando estas por irte, escuchas un ruido y es un niño/a de unos 5 años de edad. Obsérvalo bien, mira que refleja su mirada, su carita, ve si está tranquilo, o triste, si tiene miedo o está feliz. Acércate a él. Y pregúntale con respecto a lo que percibes de él, si esta triste o con miedo abrázalo, dile que estas para ayudarlo, que no tenga miedo, que tú lo amas, que ya no estará más solo, que tu deseas cuidar de él. Pregúntale que necesita de ti, y dile lo que esperas de el.
- ➤ Otro ejercicio junta tus diferentes fotos de entre 4 a 6 años de edad, cuan eras niño/a las observa, por algunos minutos. Después cierra tus ojos, respira profundo con el diafragma, varias veces, y disponte a entrar en contacto y reflexiona: ¿Cómo era tener cinco años? ¿Cómo imagina que experimentaba usted, su cuerpo entonces? ¿Cómo era sentirse triste? ¿Cómo era sentirse entusiasmado? ¿Cómo era vivir en casa? ¿De qué manera solía sentarse?, Sugerencia, siéntese ahora como imagina que se sienta un niño de cinco años preste atención a sus impresiones. Retenga esta experiencia, Repita este ejercicio unas tres o cuatro veces por semana, esto le permitirá auto conocerse y encontrar respuesta a comportamientos que manifiesta en su etapa adulta y que tienen su motivación en su niñez. y alcanzaría un nivel de integración superior al que experimenta actualmente porque estaría dando el primer paso para hacer visible al Yo Niño, y para tratarlo con seriedad.
- ➤ Otro ejercicio es a completar a una lista de frases incompletas, Transcriba la siguiente lista de fases incompletas en un cuaderno y complete cada una de ellas, hagalo de manera espontánea y fluida sin razonar en lo que escribes.

Cuando tenía cinco años yo_____

Cuando tenía siete años yo_____

DRA. MARÍA ESTHER BARRADAS ALARCÓN

Cuando tenía nueve años_____.

Mi mundo cuando yo era muy pequeño/a_____

Sentía mi cuerpo cuando era muy pequeño_____

Si recuerdo como veía a la gente cuando era muy pequeño…_____

Con mis amigos como me sentía entusiasmado, yo…_____

Me parecía la vida cuando yo era muy pequeño…_____

Si el niño/a que hay dentro de mi pudiera hablar diría…_____

Una de las cosas que tuve que hacer de niño para sobrevivir
fue…_____

Una de las maneras en que trato a mi yo infantil como lo hacía mi padre
es…_____

Cuando mi niño interior siente que no le hago caso…_____

Cuando mi niño interior siente que lo critico…_____

Una de las maneras en que ese niño crea problemas es…_____

Si yo aceptara ese niño…_____

A veces lo difícil de aceptar de lleno a un niño interior es…_____

Sería más amable con mi niño interior si yo…_____

Si acepto plenamente a ese niño como un aspecto valioso de mí
mismo…_____

Estoy cobrando consciencia de…_____

Cuando me contemplo desde esta perspectiva…_____

Cuando he aceptado a mi niño interior…_____

Las emociones más frecuentes experimentadas por mi niño interior son…_____

En este ejercicio se recomienda se realices por varias ocasiones, con una frecuencia de una o dos veces por mes, cada vez que a completes estas frases trate de hacerlo como si fuera por primera vez, después de varias veces de contestarlo vera como ha profundizado y conocido cada vez más de sí mismo/a.

> Otro ejercicio es Si hoy tuviera la oportunidad de ver a su niño interior como una realidad externa y le tocara ser su mami o papi, que estaría dispuesto hacer por su niño interior. ¿Qué situaciones evitaría que viviera?, ¿cuáles serían tus frases favoritas para su niño interior?, ¿qué cree que le pediría él/ella?, ¿qué muestras de cariño, ternura le daría?, ¿le permitiría expresar su enojo sin reprimirlo? ¿Le mostrarías, su aprobación, compasión y respeto con el tacto de sus manos?
> Finalmente te sugiero veas las siguientes películas, al final de ver cada una de ellas procure tomar un cuaderno de notas y un lápiz y escriba lo que en ese momento sienta y/o reflexione.

El encuentro conmigo

Título Original: The Kid (2000) Mi **encuentro conmigo** es una **película** del genero drama y comedia protagonizada por Bruce Willis. En esta película refleja como los dolores de la infancia afectan la vida presente, en ella se materializa ese niño interior que todo tenemos, se manifiestan experiencias infantiles que le lastimaron mucho, aprende la importancia del perdón y aceptación comprensión y ternura hacia su niño interior aunque en la película está en el exterior. Y solo a través de la comprensión, aceptación muestras de amor cambia su destino de soledad y vacío, por un destino donde es capaz de amar y de dejar que lo amen.

Película Sibil

Sybil es una película dramática de 1976. El guion, de Stewart Stern, se basa en el libro del mismo nombre escrito por Flora Rheta Schreiber. El libro de Scheriber se basa a su vez en la vida de Shirley Ardell Mason.

En esta película se observa como el maltrato infantil marca severamente la vida adulta, y puede generar trastornos como el de personalidades múltiples. Esta película está basada en un caso de la vida real que a partir de ahí en Estados Unidos se crean los derechos del menor maltratado y abandonado. Muestra el poder del auto aceptación, y el poder del perdón

DESCUBRIENDO Y SANANDO EL ROL DE PADRE QUE GRAVE EN MI INTERIOR PARA SER EL PADRE QUE MI NIÑO INTERIOR Y MIS HIJOS NECESITAN QUE SEA

DE ACUERDO A la teoría del Análisis Transaccional, la estructura de la personalidad está conformada por tres estados del yo: estado del Yo Padre, Adulto y Niño.

Cuando se habla del concepto estado del Yo sé está refiriendo a un sistema coherente y congruente de la manera de pensar y sentir acorde a comportamientos correspondiente (Berne 1985).

Estos tres estados del Yo se refieren a tres partes diferentes de la estructura de nuestro aparato psíquico. Mismos que están presentes en cualquier etapa del desarrollo

De acuerdo al léxico utilizado en esta teoría se distinguirán los estados del yo Padre, Adulto y Niño de las etapas del desarrollo humano o del rol de ser padre, escribiendo la primera letra del nombre del estado del yo con mayúsculas así: **P**adre, **A**dulto y **N**iño y su representación es un diagrama de tres círculos unidos, en un punto, en posición vertical y en el centro de cada uno de ellos, la letra inicial de cada estado del yo en mayúscula así: **P** (Padre), **A** (adulto), **N** (Niño).

Antes de iniciar con la explicación del estado del yo Padre, brevemente explicaré los estados del yo Adulto y estado del yo Niño.

El estado del Yo Adulto, va conformándose a lo largo de la vida, a través de ir adquiriendo habilidades, conocimientos, en diferentes disciplinas del conocimiento, en este estado del yo, la persona hace lo que le CONVIENE HACER, tanto para lo inmediato, como para lo mediato, modula y controla la voz y el comportamiento, generalmente no expresa emociones pues es un estado del Yo analítico.

Un buen ejemplo es cuando deseando hacer algo, analizas y consideras que no te conviene realizarlo. O cuando se te antoja comprarte algo consideras que es demasiado caro para el presupuesto que dispones y no lo compras.

El estado del Yo Niño. Lo describe Berne (1976), como el conjunto de sentimientos, actitudes y comportamientos que son muy antiguos, y que corresponden a nuestra propia infancia. En este estado del Yo, la experiencia es subjetiva, es un estado del Yo lleno de emociones, expresividad, intuición. Una persona de mayor edad, está en su estado del Yo Niño, cuando es espontanea, creativa, afectuosa, entusiasta, temerosa, avergonzada, exigente, cruel desconsiderada, como quizás fue o se manifestó, cuando tenía cinco o seis años de edad.

El estado del Yo Niño es una parte genuina de nosotros mismo y está presente en nosotros desde que nacimos hasta que morimos. El estado del Yo Niño HACE LO QUE LE GUSTA HACER Y NO HACE LO QUE NO LE GUSTA.. Un buen ejemplo de este estado del Yo Niño, es que no teniendo presupuesto y que no necesitando nada, te compras algo solo porque te gusto.

En el estado del Yo Padre la persona piensa, siente y se comporta de manera muy parecida al trato que recibio, de quienes lo criaron o educaron llámese padres, biológicos, adoptivos, o tíos, o los abuelos o hermanos mayores o cuidadores. Es decir el estado del Yo Padre se forma introyectando el trato recibido por estos padres o personas que fungiendo como figuras parentales. A través de la manera como nos cuidaron, nos defendían, nos dirigían, orientaban, nos disciplinaban, o rechazaban, sus normas sociales, los valores. Este estado del Yo lo manifestamos, con los otros o con nosotros mismos, de la misma manera en que se nos dio, dentro de las normas y costumbres sociales que aprendimos de los padres, o de las figuras de autoridad, la familia, la sociedad, la cultura del grupo o grupos sociales, a los que pertenecimos desde el nacimiento e incluso antes de nacer. Impresiones que quedan grabadas profundamente y que integran normas ética, acciones y un carácter o manera peculiar de expresar las necesidades, los deseos, los impulsos, las emociones, los sentimientos, propios de nuestra cultura. Representa la colección de grabaciones que las figuras parentales, pensaban, sentían y hacían en relación con nosotros y con el entorno, tal como fue percibido por nosotros.

Por ejemplo, la familia Pérez, no les agradaba comprar arreglos para adornar la casa en navidad, ni poner el pino de navidad, ahora su hija que ya es madre y abuela, considera que comprar arreglos para navidad es un dinero mal gastado. En la familia Fernández los papas siempre maximizaron el valor de ser honrado, de no deberle nada a nadie, de ahorrar, y no comprar con tarjeta de crédito, a menos que se tenga la certeza de que oportunamente podrán pagarse la totalidad de la deuda. Hoy en día su hijos y nietos se distinguen por hacer lo mismo, son extraordinariamente pagadores, administrado y cuidadosos con sus finanzas.

El estado del yo Padre se encuentra ya presente a edades temprana, se puede distinguir en una niña, cuando observamos que arrulla a su muñeca, cuando las cuida, le da su comidita, las regaña o consuela. También se puede observar este estado del yo Padre cuando nos criticamos a nosotros mismos, cuando nos comparamos con otros a quienes vemos superior, cuando nos castigamos por algo, cuando nos decimos a nosotros mismos palabras ofensivas, cuando nos menospreciamos, cuando nos juzgamos, cuando no nos permitimos ser felices. Pero también cuando nos auto-consolamos, nos premiamos por algún logro, cuando aceptamos tener derecho de equivocarnos, cuando nos aceptamos con cualidades y defectos.

El estado del yo Padre HACE LO QUE DEBE HACERSE, así le guste o no, así le convenga o no, por ejemplo cuando se da la palabra de honor en algo, aunque después se reflexione que no le convenga, el estado del Yo Padre sostiene su palabra. Una persona que empeña su palabra en vender a un determinado precio y tiempo. Y al llegar el día para concretar la venta resulta que la plusvalía de esta propiedad incremento ahora vale el doble. Desde su estado del Yo Niño diría no quiero venderla, desde su estado del Yo Adulto diría no me conviene venderla tan barata y desde su estado del Yo Padre diría di mi palabra de honor y ahora la cumplo aunque no me guste y no me convenga.

Es necesario comentar que existen diálogos internos entre los diferentes estados del yo, a ratos puedes estar en el estado del yo Padre por ejemplo cuando tienes actitudes de autocriticas o te enjuicias por sentirte feliz, o por tener determinados gustos.

Por otro lado, con frecuencia escuchamos o decimos, que nadie nos educó para ser padres, sin embargo cuando nos toca ejercer ese rol, para bien o para mal ya se introyectó y formo el Estado del Yo Padre en nosotros, que nos da las pautas o patrones de comportamiento de como ejercerlo, a través de lo que a nosotros se nos modelo, y se nos dio desde este rol de parte de quienes, nos criaron, que fueron esas figuras parentales de autoridad, que participaron cuando éramos niños, siendo estas vivencias las que nos hicieron graduar para ejercer el rol de padres y replicar dicho rol en nuestros hijos, y en nosotros mismos.

Es tan importante reflexionar como se nos trató, que se nos modelo y si algo estuvo mal, es indispensable sanar toda herida generada, por las figuras parentales, solo así podremos estar en la posibilidad de aprender, nuevas pautas de comportamiento en el rol de ser padres, solo así podemos poner en práctica toda técnicas aprendida, de cómo educar a nuestros hijos, de cómo ser padres más amorosos, responsables y facilitadores en la formación de hijos responsables y amorosos.

Reflexiona en las siguientes preguntas

Analiza los siguientes indicadores:

Tu tono de voz: ¿En general es fuerte, enfatizando o imponiendo algo? o es ¿envolvente, meloso?

Expresión no verbal; ¿Aprobar con la cabeza, sacudir la cabeza, señalar con el dedo índice, como si acusaras, abrazas con facilidad, das palmaditas en la espalda, abres los brazos y los elevas hacia el cielo?

Expresión facial; ¿tu expresión facial es de altivez, de calidez, de simpatía, de enojo, aprietas los labios, elevas las cejas, frunces el entrecejo?

Tu mirada es; ¿amenazante o envolvente, tienes una mirada de que culpa o miras con desdén y altives?

Ejercicio para Sanar.

A continuación se le sugiere el siguiente ejercicio, que permitirá ir descubriendo las características del rol paterno que se gravo en su interior:

Ejercicio descubriendo mi estado del Yo Padre

Para iniciar es muy recomendable que busque un lugar tranquilo, agradable, que le permita meditar y reflexionar en todo lo que en su pasado vivió con sus padres, es necesario, que no sea interrumpido, por ruidos o cualquier otra situación, es decir procure tener la mayor privacidad.

Lea las **preguntas por temas señaladas más adelante,** después de leer cierre sus ojos e imagine que está, en una sala de cine, en que se proyectara la película de su vida, intente visualizar los personajes que le rodearon a usted y que se relacionan con algunas de las respuestas de las preguntas. Reflexione como actuaron sus padres al respecto, intente recordar con las imágenes del momento, con los personajes involucrados en ese recuerdo, sean padres, abuelos, tíos, u otra figura parental que haya influido en su formación, si le es posible ponga la música que más escuchaba en ese tiempo.

Finalmente escribe en un cuaderno de notas las respuestas o reflexiones sobre esta guía de preguntas.

Preguntas por temas:

¿Cuál fue la atmosfera familiar que predomino en tu casa cuando fuiste pequeño?

¿Cuáles valores fomentaron más, tus padres?

¿El profesar una religión y tener principio ético eran indispensables para tus padres?

¿De qué manera sus padres le fomentaron a usted, valores y principios éticos? Describa cómo.

¿Tus padres mostraron congruencia en su hablar, sentir y actuar, con lo que su religión les indicaba?

¿Siendo tu niño te obligaron a practicar la religión que tenían tus padres?

¿Tus padres, pertenecían alguno grupo religioso?

• **Educación**

¿Cómo era la educación de sus padres?

¿Estaban ellos satisfechos con su educación o les hubiese gustado recibir una mejor?

¿Cómo consideraban que habían sido educados por sus respectivos padres? ¿Qué pensaban de la educación? ¿La valoraban por sí misma o como un medio para llegar a un fin?

¿Pensaban qué usted debía recibir una educación igual, inferior o superior a ellos?

¿Cómo consideraban como debía ser la educación ideal?

- **Relaciones sociales**

¿Tus padres tenían y convivían con amigos? ¿Qué tipo de relación solían tener con ellos? ¿Eran íntimos o superficiales las relaciones con sus amigos? ¿Qué importancia les daban?

¿Cuáles eran sus opiniones sobre la amistad que tenían?

¿Cómo se expresan de ellos, en ausencia de ellos?

¿Cuáles eran sus pensamientos, opiniones, frases más frecuentes en relación a los amigos, vecinos, compañeros de trabajo?

¿Iban a fiestas, reuniones, comidas,...? ¿Con qué frecuencia? ¿Cuáles eran sus comentarios posteriores sobre esos temas? ¿Lo pasaban bien, se divertían?

¿Se relacionaban con las mismas personas, grupos, etc., o tenían intereses diferentes?

- **Comidas en familia**

¿Qué clase de ambiente se creaba a la hora de comer? ¿Se comía en silencio o se hablaba? ¿Estaban todos sentados formalmente o cada uno iba a lo suyo? ¿Existía libertad de acción o había muchas prohibiciones?

¿Quién llevaba la "voz cantante"? ¿Intervenía todo el mundo o solamente determinadas personas? ¿Cuáles eran los temas habituales en la mesa? ¿De qué modo eran tratados esos temas?

¿Tenían ritos o costumbres concretas como rezar, esperar a sentarse todos antes de empezar, no empezar hasta que lo hiciera determinada persona, etc.?

¿Se comía para vivir o se vivía para comer?

¿Cuáles eran las comidas favoritas? ¿Qué importancia se daba al modo de cocinarlas y servirlas? ¿Había que comer de determinada manera, cada uno en su sitio, respetando todos los modales o nadie se metía en esos temas?

¿Había alguien que comía mucho o poco o que lo hacía de tal manera que siempre era objeto de crítica o comentarios?

¿Qué esperaban de usted en las comidas y en qué, cuánto y cómo comía?

¿La hora de la comida era ocasión de placer, sufrimiento, mezcla de ambos?

- **Diálogos familiares**

¿Se hablaba mucho, poco o regular en su familia?

¿Cómo se hablaban sus padres?

¿Cómo hablaban a otras personas tales como amigas, familiares, compañeros, empleados, conocidos o usted mismo?

¿Qué palabras y tono de voz eran frecuentes? ¿Lo hacían siempre del mismo modo o esto dependía de otros factores?

¿Usaban con todas las personas el mismo nivel?

¿Cómo escuchaban a otras personas? ¿Y a usted?

¿Escuchaban o solo oían? ¿Prestaban atención e interés? ¿Eran comprensivos, distraídos, interesados,…?

¿Qué decían sobre la comunicación?

¿Existían costumbres particulares o formas e incluso diálogos o monólogos repetidos?

- **Dinero**

¿Qué importancia tenía para ellos?

¿Quién ganaba el dinero?

¿Quién lo administraba? ¿Cómo lo hacía?

¿Cómo reaccionaban sus padres ante situaciones problemáticas relacionadas con el tema? ¿Y ante situaciones afortunadas?

¿Eran espléndidos o no tanto?

¿Cuánto dinero le daban a usted?

¿Mucho, poco, ninguno, el necesario? ¿Le compraban caprichos y regalos?

¿Cómo andaban de dinero? ¿Iban estrechos u holgados?

¿Hablaban de dinero con frecuencia? ¿Cómo lo hacían?

¿Cuándo compraban cosas como lo hacían? ¿Iban contentos y era divertido o se discutía y era problemático?

- **Diversiones**

¿Qué hacían sus padres para divertirse? ¿Dónde, cuándo y cómo se divertían?

¿Lo hacían juntos o a cada uno le interesaban unas cosas?

¿Qué importancia le concedían a este tema?

¿Qué decían de las personas que se divertían de distinta forma que ellos?

¿Y con respecto a usted? ¿Le permitían divertirse y gozaban con ello o cuándo usted mejor estaba ellos le cortaban?

¿Había problemas con temas como el horario para llegar a casa, las horas de salir, entre otros?

¿Cuándo ellos no iban juntos se exigían explicaciones? ¿Había celos en alguno de ellos?

¿Y a usted, le exigían explicaciones?

• **Crisis**

¿Cómo reaccionaban y actuaban sus padres en situaciones problemáticas comunes en la convivencia. Por ejemplo cuando se rompía algo, se caía o derramaba, cuando había que hacer cambios en la casa, cuando había sucesos inesperados, entre otros?

¿Y en situaciones graves tales como muerte, enfermedad, accidentes, catástrofes, cómo reaccionaban sus padres?

¿Reaccionaban de distinta forma uno y otro? ¿Cómo eran esas reacciones y que diferencias había?

¿En cuál de ellos se podía confiar? ¿Cuál se trastornaba?

¿Qué pasaba en las discusiones familiares? ¿Por qué se discutía y cómo se hacía? ¿Cómo eran las disputas? ¿Ganaban unos y perdían otros o era esto circunstancial?

• **Sexo**

¿Qué pensaban sus padres en relación a este tema? ¿Era tabú el sexo o se hablaba con normalidad?

¿Que opinaban sobre personas con distintas costumbres sexuales que ellos? ¿Aspectos tales como la homosexualidad, la promiscuidad sexual, la prostitución, qué opinión les merecían?

¿Y sobre disfunciones cómo la impotencia, frigidez, entre otros?

¿Cuáles eran sus actitudes ante los roles masculino y femenino? ¿Había cosas consideradas de hombre y otras de mujer? ¿Respetaba su padre a su madre o la rebajaba por ser mujer? ¿Y su madre respetaba a su esposo padre de usted?

¿Recuerda frases, refranes o ideas características generalizadoras sobre los hombres o las mujeres. (Ejemplo: "tu padre cómo todos los hombres no piensa más que en eso", "tu madre como todas las mujeres no sabe conducir")?

¿Eran "machistas", "feministas"? ¿Qué pensaban de esto?

¿Qué sabe usted de la vida sexual de sus padres? ¿Qué infiere?

- **Trabajo**

¿En que trabajaban sus padres? ¿Estaban satisfechos?

¿Les gustaba su trabajo o lo hacían por otras razones como dinero, prestigio, realización personal, entre otros?

¿Querían para usted algo igual o superior?

¿Qué pensaban de los que tenían trabajos peores o mejores que ellos? ¿Deseaban escalar peldaños o se conformaban?

¿Cómo desempeñaban sus funciones laborales?

¿El trabajo era como un castigo divino o se sentían identificados con él y les agradaba?

¿Qué lugar de importancia ocupaba el trabajo en sus vidas?

- **Aspecto físico**

Describa el aspecto físico que sus padres presentaban cuando usted era un niño/a. Preste atención a ropas, detalles, complementos, higiene, colores, entre otros.

¿Vestían de distinta forma según la actividad, o según si iban a trabajar, a salir, entre otros?

¿Había algo en su vestir, maquillaje, talla, forma, fisonomía o aseo que le avergonzaba o le gustaba especialmente a usted? ¿Qué era?

- **Propiedades**

¿Qué posesiones tenían sus padres (fincas, jardines, animales, coches, obras de arte, música, materiales para aficiones específicas, fotografías, entre otros?

¿Cuáles eran sus preferidas? ¿Les importaba más el cuidado de las posesiones que el de usted o era a la inversa?

¿Tenía usted acceso a esas cosas o eran campos prohibidos?

¿Les gustaba adquirir más y más o les daba igual?

¿Les influían las modas, los anuncios, lo que adquirían los vecinos o eran autónomos en sus adquisiciones?

- **Temas específicos de sus padres**

¿Qué cosas alegraban, entristecían, enojaban, frustraban, dejaban impotentes a sus padres?

¿Tenían temas vitales como trabajar, divertirse, beber, tener amigos, fracasar, triunfar, escalar posiciones sociales, sus hijos, entre otros?

¿Esos temas eran los mismos para ellos o cada uno vivía para cosas diferentes? ¿Esos temas diferentes eran complementarios o les separaban?

- **Sus padres como padres**

¿Cómo eran sus padres como padres? ¿Eran cariñosos, distantes, simpáticos, crueles, vociferantes, callados, fríos, malhumorados, agresivos, serenos, despreciativos?

¿Cómo eran sus expresiones, sus ademanes, sus gestos, sus posturas típicas?

¿Cómo le regañaban, castigaban, elogiaban o premiaban?

¿Existían diferencias de trato con los hijos?

¿Expresaban rencor, odio, amor, indiferencia hacia usted?

¿Cómo solían manipularlo? ¿Por medio de la culpabilidad, el temor, la crítica, la dulzura, la lisonja?

¿Podía usted contar con ellos? ¿Para lo que fuera?

¿Eran los padres que a usted le hubiese gustado tener? ¿Qué considera que les hubiese faltado? ¿Y sobrado?

¿Expresaban las emociones básicas (Amor, Alegría, Placer, Poder, Tristeza, Miedo, Rabia)? ¿Cómo expresaban cada una de ellas?

PARTE III

ENRIQUECIENDO MI ROL COMO PADRE/MADRE

CAPITULO V

EVALUANDO TU ACTITUD HACIA LA EDUCACIÓN DE TUS HIJOS

Autor. Dra. María Esther Barradas Alarcón

E STIMADOS PADRES DE Familia:
A continuación se presenta un cuestionario que tiene 35 ítems que evalúan aspectos importantes sobre la educación hacia los hijos. Pues nos demos cuenta o no cada uno de nosotros asumimos cierta actitud para como tratamos a cada uno de nuestros hijos con el afán de educarlos, Es entonces objetivo de este cuestionario el que reflexione la actitud que asume en este rol, con la intención de que de acuerdo a los resultados tomen las medidas necesarias para llegar a ser mejores padres que garanticen educar hijos felices y responsables.

Es tan importante que ustedes contesten cada uno de estos ítems con la mayor veracidad y confianza posible, para que los resultados reflejen lo más cercanamente posible la verdadera actitud que asume al educar a sus hijos.

5.1 Escala de Actitud Sobre Educación de los Hijos (Competencia Ejecutiva Paterna)

Instrucciones:

Lea cuidadosamente cada enunciado y llene por completo pero sin rebasarlo, el espacio de la letra de la hoja de respuestas correspondiente a la contestación que mejor exprese su conducta acerca de lo que se dice.

Al marcar la contestación en la hoja de respuestas asegúrese que el número del enunciado corresponda al número de la respuesta.

Ponga bien sus marcas; si desea cambiar alguna respuesta borre por completo la que quiere cambiar.

A cada afirmación corresponde una escala de cinco puntos, y usted deberá marcar la respuesta de acuerdo con su conducta; los valores entendidos son los siguientes:

A   Totalmente en desacuerdo
B   Desacuerdo
C   Indiferente
D   De acuerdo
E   Totalmente de acuerdo

Conteste a todas las preguntas, en la hoja de respuesta aplicándoselas a usted mismo, y no piense mucho en ninguna pregunta antes de contestar. Una vez que decida marque firmemente el espacio que este más de acuerdo con su contestación.

Trate de ser sincero consigo mismo y use su propio criterio.

No deje de contestar ninguna pregunta.

5.2 Hoja De Preguntas

1. En casa deben existir reglas.
2. Creo necesario que me apoye mi pareja cuando reprendo a nuestro hijo.
3. Sostener los premios y los castigos que se prometen, es importante en la educación de los hijos.
4. En ocasiones es válido permitir a los hijos que se comporten como ellos quieran con tal de no verlos llorar.
5. Considero que los padres son los que deben establecer las reglas en casa.
6. Podemos aceptar que nuestra pareja nos contradiga delante de los hijos.
7. Creo importante que los hijos sepan a qué atenerse con sus padres.
8. Prefiero que el niño se salga con la suya para no quedar mal con las visitas.
9. Los niños podrían ayudar al establecimiento de algunas normas en casa.
10. Los acuerdos relacionados con la educación de los hijos deben ser determinados como pareja.

11. Cuando se advierte algo a los hijos es porque se puede cumplir.
12. Es necesario establecer un horario para hacer tareas.
13. Las normas y los valores son independientes de la disciplina que hay en el hogar.
14. Las contradicciones deben existir en la educación de los hijos.
15. Es importante dar algo a cambio a los hijos para que obedezcan.
16. Se permite que las reglas de la casa cambien con tal de que los hijos se sientan bien y contentos.
17. Es importante transmitir los valores de los padres a los hijos.
18. Existen dificultades con la pareja al ponerse de acuerdo acerca de lo que es mejor para los hijos.
19. Creo que perjudica a mis hijos el que no cumpla lo que ofrezco.
20. Las obligaciones de los niños deben ser establecidas con firmeza.
21. Las normas estipuladas con claridad dentro de la casa son importantes para la disciplina del hogar.
22. Creo importante que los niños sepan que papá y mamá piensan diferente pero se apoyan.
23. Las promesas son adecuadas en la educación de los hijos.
24. Es necesario que exista constancia en lo que se pide al niño.
25. Creo importante que los padres se sientan como niños en casa.
26. Las contradicciones existentes entre los padres afectan a los niños.
27. Es difícil que los hijos obedezcan, si no se les amenaza.
28. Los niños deben tener un lugar especial para realizar sus tareas.
29. Es innecesario ser exigentes con el complimiento de las normas.
30. Necesariamente, la educación parental debe de estar en común acuerdo.
31. Dependiendo de la edad de los niños, es la constancia que uno debe tener.
32. Es conveniente que las normas en casa sean flexibles.
33. Si los padres tienen diferencias es conveniente discutirlas en presencia de los hijos.
34. Como padre/madre podría permitir que mi hijo me grite.
35. Es innecesario estar de acuerdo con la pareja sobre cómo educar a los hijos.

5.6 Hoja De Respuestas

Escala de Actitud sobre la Educación de los Hijos
(Competencia Ejecutiva Paterna)

Nombre: _____ Edad: _____
Sexo: _____ Estado Civil: _____ No. De Hijos: _____
Fecha: _____

Clave de Respuestas

A   Totalmente en desacuerdo
B   Desacuerdo
C   Indiferente
D   De acuerdo
E   Totalmente de acuerdo

1. A B C D E	13. A B C D E	25. A B C D E
2. A B C D E	14. A B C D E	26. A B C D E
3. A B C D E	15. A B C D E	27. A B C D E
4. A B C D E	16. A B C D E	28. A B C D E
5. A B C D E	17. A B C D E	29. A B C D E
6. A B C D E	18. A B C D E	30. A B C D E
7. A B C D E	19. A B C D E	31. A B C D E
8. A B C D E	20. A B C D E	32. A B C D E
9. A B C D E	21. A B C D E	33. A B C D E
10. A B C D E	22. A B C D E	34. A B C D E
11. A B C D E	23. A B C D E	35. A B C D E
12. A B C D E	24. A B C D E	

DRA. MARÍA ESTHER BARRADAS ALARCÓN

5.7 Hoja de Calificación

Escala de Actitud sobre la Educación de los Hijos
(Competencia Ejecutiva Paterna)

Para obtener los puntajes crudos se utilizan los siguientes valores

+	-
A = 0	A = 4
B = 1	B = 3
C = 2	C = 2
D = 3	D = 1
E = 4	E = 0

Que se aplican a los reactivos correspondientes a cada escala tomando en consideración el signo + ó -, que cada ítems en cada escala tenga que ver.

Relación de Reactivos por Escala

Sí por ejemplo en la pregunta No. 1 ¿En casa deben existir reglas? La respuesta es "totalmente de acuerdo" que significa haber tachado la letra "E" (en la hoja de respuestas), y en la relación de reactivos tiene un signo + se le otorga un puntaje de 4 puntos, pero si ante esa misma pregunta la respuesta fuera una "A", como en esta relación de reactivos tiene el signo + entonces el puntaje que le correspondería de acuerdo a estos valores señalados arriba sería de 0, y así sucesivamente. Después se van sumando los resultados de los ítems de cada subescala y de esta forma se obtiene el puntaje total de cada una. Éste puntaje crudo se anota en el lugar correspondiente de la escala que se esté calificando dentro del perfil. Este sencillo procedimiento dará de forma automática la puntuación T correspondiente al puntaje crudo relativo.

Relación de Reactivos por Escala

Escala De Actitud Sobre La Educación De Los Hijos
(Competencia Ejecutiva Paterna)

Escala	Reactivos									
C.E.P.	+ 01	- 05	+ 09	- 13	+ 17	+ 21	- 25	- 29	+ 32	- 34
C	+ 02	- 06	+ 10	- 14	- 18	+ 22	+ 26	+ 30	- 33	- 35
CS	+ 03	+ 07	+ 11	- 15	+ 19	- 23	- 27			
CT	- 04	- 08	+ 12	- 16	+ 20	+ 24	+ 28	- 31		

Se considera como puntaje bajo, del 59% hacia abajo en cada Escala con respecto al puntaje total que cada una de ellas tiene.

Se considera como puntaje alto, del 60% en adelante del puntaje total en cada Escala con respecto al puntaje total que cada una de ellas tiene.

El cuadro siguiente ilustra esto.

Escala	P. Total	Puntaje bajo del 0% al 59%	Puntaje alto del 60% en adelante
C.E.P.	40 puntos	Del 0 al 25	Del 26 al 40
C	40 puntos	Del 0 al 25	Del 26 al 40
Cs	28 puntos	Del 0 al 16	Del 17 al 28
Ct	32 puntos	Del 0 al 19	Del 20 al 32

Perfil

C.E.P.	C	Cs.	Ct.	
40 -	40 -	28 -	32 -	
35 -	35 -	25 -	30 -	Puntajes Altos
30 -	30 -	20 -	20 -	
- - - -	- - - -	- - - -	- - - -	
25 -	25 -	16 -	19 -	
20 -	20 -	15 -		
15 -	15 -	10 -	10 -	Puntajes Bajos
10 -	10 -			
05 -	05 -	05 -	05 -	

DRA. MARÍA ESTHER BARRADAS ALARCÓN

5.8 Interpretación

Escala De Actitud Sobre La Educación De Los Hijos
(Competencia Ejecutiva Paterna)

C. E. P. Competencia Ejecutiva Paterna:

Puntajes Altos: Un puntaje alto en esta escala implica que los padres tienen capacidad para el establecimiento de normas, reglas y valores dentro de la familia. Además pueden mantener límites flexibles y claros tanto individuales como entre subsistemas filial y paterno.

Los padres para poseer esta capacidad tienen que tener características básicas como la congruencia, la constancia y la consistencia, en las actitudes hacia los hijos.

Puntajes Bajos: Un puntaje bajo en esta escala indica que los padres no tienen capacidad de estableces normas, reglas y valores dentro de la familia. Además no pueden mantener límites flexibles y claros tanto individuales como entre subsistemas filial y paterno. Es decir estableciendo una familia disfuncional.

Por lo que es posible que no cuente con las características básicas de congruencia, constancia y de consistencia hacia sus hijos.

Congruencia (C.):

Puntajes Altos: Un puntaje alto en esta escala significa que los padres no se contradicen en sus comportamientos y en las actitudes, como ser humano. Ejemplo: El que los padres trabajen en equipo apoyándose mutuamente, no contradiciéndose delante de los niños. Otro ejemplo: El que su comunicación verbal esté de acuerdo con la no verbal, esto quiere decir que lo que digan coincida en forma y contenido.

Puntajes Bajos: Un puntaje en esta escala significa el que los padres tienden a contradecirse, entre lo que dicen y lo que hacen, ofreciendo así dobles y contradictorios mensajes a los hijos provocando el que estos no sabrán que esperar de sus padres.

Consistencia (C.S.):

Puntajes Altos: Aquí los padres de familia manifiestan estabilidad, duración y coherencia de los hechos, de su comportamiento hacia los hijos.

Puntajes Bajos: Los padres que salen en este nivel manifiestan escasa o nula estabilidad, en duración y coherencia de los hechos, del comportamiento hacia sus hijos.

Constancia (C.T.):

Puntajes Altos: En este puntaje se encuentran los padres que manifiestan firmeza y perseverancia de los hechos y de su comportamiento hacia los hijos.

Puntajes Bajos: Aquí se encuentran los padres que no son firmes ni perseverantes de los hechos ni de su comportamiento con los hijos.

CAPITULO VI

CONOCIENDO COMO CONTRIBUYO PARA QUE MIS HIJOS SE PORTEN MAL

E N ESTE CAPÍTULO se analiza: El que si se tiene claridad de lo que se desea formar en los hijos, por ejemplo: que sean responsable e independiente, que sean felices, que sean respetuosos, ¿como es entonces que se les modela un comportamiento opuesto?, como el obligarlos a hacer lo que tiene que hacer y en ocasiones hasta realizar el trabajo del niño, no respetarlos al hablar mal de él a sus espaldas y aún peor frente a él, regañarlos cuando juegan o ríen fuertemente, sin especificar que no es eso lo que les molesta sino el que el ruido no les permiten escuchar a la persona con la que ellos hablan o que este ruido les este interrumpiendo alguna actividad importante.

Se preguntará y ¿Qué hacer entonces?, para ayudarlo a comprender el comportamiento inadecuado de los hijos es necesario sea a través de la observación y conocimiento del objetivo que persigue el niño con su mala conducta, esto quiere decir, ¿no el por qué? ¿Si no para qué?, le sirve al niño comportarse de alguna manera, ¿qué quiere lograr?

Adler menciona:

> *"En el fondo de toda mente existe la idea de un objetivo o ideal que hay que conseguir más allá del estado presente, y que hay que superar las deficiencias y dificultades presentes, anhelando una meta concreta para el futuro. Por medio de esta meta concreta, o de este objetivo, el individuo puede creerse o sentirse superior a las dificultades del presente, porque en su mente abriga la seguridad del triunfo para el porvenir. Sin el sentido de un objetivo que conseguir, la actividad individual dejaría de tener significado".[1]*

---

[1]   Adler, Alfred "El sentido de la vida", pág. 3.

Por su parte Rudolf Dreikurs, estudiando la conducta infantil llego a la conclusión que el mal comportamiento le generaba algún beneficio al niño y clasifico estos en cuatro grandes categorías a las que llamo Objetivos y estos son:

1. **Atención**: La necesidad de recibir atención en el ser humano sobre todo en los niños es natural y normal, todo niño trata de tener la atención de quienes les rodean pero cuando consideran que no le prestan la suficiente atención con buenos comportamiento intentar obtener este objetivo de atención con inadecuados comportamiento que si les da resultados pues es cuando más los adultos que lo rodean le dan esa atención a través de ruegos, amenaza, entre otros.

2. **Poder**: Generalmente los niños esperan sentirse muy importantes haciendo lo que quieren, si esto no les parece a los adultos entonces los niños retan a los papas provocándolos, ante esto los papas se descontrolan y literalmente entran en una lucha por el poder.

3. **Revancha**: Este objetivo del comportamiento se basa en que el niño se siente lastimado, rechazado, y resentido, pues cree que no le importa a los demás, desencadena comportamiento revanchistas, es decir se desquita de lo que cree le han hecho.

4. **Insuficiencia**: Este último objetivo del comportamiento se basa en que el niño se muestra con insuficiencia, a todo dice no puedo, responde pasivamente o simplemente no responde a nada, es el típico niño que se rinde antes de esforzarse, anticipa fracasos, cree que demostrando insuficiencia lograra obtener la atención de sus papas, y se las ingenian para que los demás hagan lo que a él le corresponde.

   Dreikurs propone dos técnicas para poder identificar estos comportamientos en el niño y a partir de ahí poder intervenir para modificar su conducta, estas técnicas o estrategias son:

a) El papá tiene que observar su propia reacción ante el mal comportamiento de su hijo, es decir lo que siente cuando su hijo se comporta mal.

b) Debe observar el comportamiento de su hijo ante el intento de corrección, es decir observar que hace el niño cuando usted lo intenta corregir.

Aplicando estas dos técnicas se describen a continuación lo que se espera en cada objetivo del comportamiento inadecuado;

Atención.- El sentimiento que genera en adulto cuando el niño está en atención es molestia y generalmente la corrección que se le da al niño es, con advertencias o con ruegos. Considerando la técnica dos observamos que un niño en atención generalmente obedece solo temporalmente y reanuda el mal comportamiento con alguna otra cosa. Por ejemplo el niño que va a dormir insiste en que quiere que le lean un cuento, después que le canten, después que le rasquen la espalda, después que tiene sed y así sucesivamente.

Poder.- El sentimiento es de mucho coraje y generalmente los padres terminan imponiendo su poder obligando al niño a obedecer. Y la respuesta del niño es obedecer temporalmente pero desafiando a los padres es decir si los papas le pidieron que arreglara su cuarto, este después de mucha lucha termina arreglándolo pero mal la sobrecama torcida, amontonando su ropa a pesar de poder y saberlo hacer bien.

Revancha.- El sentimiento generado en los padres es sentirse profundamente heridos y la corrección es el desquite. En tanto la respuesta del niño es contraatacando con otras actitudes de desquite.

Demostración de Insuficiencia.- El sentimiento en los padres, es sentirse desesperados o con deseos de rendirse. Y generalmente la respuesta del niño es pasiva o simplemente no responde.

Las reacciones de los padres y su sentimiento es lo que contribuye para que el mal comportamiento de su hijo se mantenga y/o intensifique. Pues las reacciones de los padres alimentan y refuerzan que esos comportamientos inadecuados se mantengan o cambien de atención a poder, de poder a revancha o de revancha a atención.

Dentro de las alternativas para erradicar esos malos comportamientos, se requiere ignorar o irse de las luchas por el poder o de revancha, para evitar herirse mutuamente, así como estimular a los niños, que este presentando muestras de insuficiencia.

Por otro lado se debe estimular los sentimientos de pertenencia que necesita el niño a través de fomentar las relaciones positivas entre los esposos, entre padres e hijos, fomentar el respeto mutuo, dedicar tiempo para diversiones, estimular y demostrar amor.

Reflexiona en las siguientes preguntas

- Señala los sentimientos que te provocan determinados comportamientos de tus hijos.
- Menciona cuales son las reacciones que presentas ante los comportamientos de tus hijos.

- ¿Qué comportamientos consideras no le has perdonado a tus hijos?
- Además del comportamiento no adecuado de tus hijos ¿qué otras situaciones ajenas a ellos puedan generarte poca tolerancia o estrés? o ¿qué te puede hacer sientas vulnerable?
- Has una lista de estas cosas o situaciones que te afectan.

Ejercicios para Sanar

- Haz una lista de todas las cosas que te hieren de cada uno de tus hijos.

Escríbeles una carta dirigida a cada uno de ellos expresando lo que te hirió y al final señala que los perdonas.

- Busca ayuda terapéutica.
- Toma cursos de orientación a padres.

CAPITULO VII

ESCUCHAR PARA SER ESCUCHADO

EN TODA COMUNICACIÓN humana existen dos mensajes implícitos: uno de ellos es evidente y el otro es el psicológico. El mensaje evidente es el que se dice con las palabras, en tanto que el mensaje psicológico es el que se transmite a través del tono voz, los gestos, el tipo de mirada o brillo en los ojos, el sostener o no el contacto visual, los movimientos físicos. El mensaje psicológico es entonces trasmitido a través del lenguaje no verbal, lenguaje corporal, el cual revela la verdadera intención de la comunicación, Es muy difícil identificar estos elementos de la comunicación cuando se tienen un sin número de situaciones en la vida que no han sido superadas, el no estar en contacto contigo mismo, no permite reconocerlas y por lo tanto no buscar alternativas para superarlas.

Escuchar a los hijos va más allá de oírlos. El oír implica dirigirme al mensaje verbal, sin tomar en cuenta el lenguaje no verbal (tono de voz, mirada, coloración de la cara, gestos postura corporal, entre otros) y es este lenguaje no verbal que refleja la verdadera intensión de lo que se dice. Un ejemplo de esto es la siguiente experiencia: cuando fui por mi hijo al kínder, al subirse al auto me dijo *"quisiera agarrar un cuchillo y matar a Peblees",* Peblees era el nombre de su kínder, su tono de voz era fuerte, presentaba gestos de molestia, al verlo así, le dije: *"¿me parece que estas muy enojado?, ¿quieres contarme lo que paso?",* en ese momento menciono que Dany un compañerito del kínder, le dijo que Papá Dios no existía, al escucharle le pregunte *"¿y tú crees que existe?"* Él respondió *"Sí mami, Dios sí existe"* a su repuesta, yo le dije *"¡pues claro que sí existe Dios!"* El respondió *"¿De veras mami?".* Le contesté *sí mi amor lo que pasa es que Dany no tiene un papito que le hable de Papá Dios".* Al escucharme *dijo* esto *"bueno pensándolo bien creo que no es necesario matar Peblees"* y solo le respondí *"sí, creo también que no es necesario matar a Peblees"* vi en su rostro felicidad y tranquilidad. Observé que en este ejemplo mi hijo no supo cómo expresar verbalmente el enojo, que le provocó, el que su compañerito dijera que no existe Dios, sin embargo su expresión facial: sus gestos, su tono de voz, sí lo estaban diciendo, pues expresaban enojo. Sí se le oye solamente, es decir sí solo se pone atención a sus palabras, es probable que como respuesta se le enjuicie por lo que verbalmente está diciendo. Continuando con este ejemplo si yo solo hubiera oído a mi hijo y no escuchado, probablemente le hubiera contestado: "en esta familia no se habla así" o quizás se le hubiera dado un consejo "hijo perdónalo", o a lo mejor le hubiera dicho "Dani no quiso decirte eso", con cualquiera de estas respuestas él se hubiera sentido incomprendido, no entendido.

Otro ejemplo que ilustra la diferencia entre escuchar y oír es el siguiente: Una tarde salimos a la zapatería mis dos hijos Josué de 5 años de edad y Anita de 3 años de edad, era necesario comprarle tenis blancos a Josué pues su escuela lo solicitaba, ya comprados los tenis de regreso a casa, vi a través del espejo retrovisor una mirada triste de mi hija Anita y dijo en un tono de voz muy bajito *mejor me hubiera quedado en casa* al ver su mirada hacia abajo y triste y su voz apagadita, le pregunte *"¿estás triste mi amor?"*, ella solo agacho su carita aún más y sus ojitos mirando hacia abajo, entonces volví a *decirle "¿estás triste porque no te compre tesis?"*, no verbalizó nada, me miro y volvió a bajar su carita, yo le conteste *"hoy no te compre tenis, mi amor, porque el bolsillo no tenía dinero" "¡pero qué crees!" "¡el fin de semana se llenara y te prometo que iremos a comprarte tenis!".* Ella levanto su carita, con ojos muy abiertos y brillantes y me dijo *"¡de veras mami!"*, yo le conteste *"¡por supuesto mi niña con todo mi amor te comprare tenis!".* Ella sonrió y empezó a conversar, se veía realmente contenta.

Nuevamente, si no hubiera observado, ni tomado en cuenta el lenguaje facial y corporal de mi hija, seguramente no hubiera tenido la oportunidad, de hacerla sentir comprendida y que se le quitara la tristeza generada, porque no haberle comprado tenis.

Comprender a los hijos, es indispensable pues se les alimenta el sentido de pertenencia, se les alimenta, el que se sientan amados y comprendidos, se les brinda la seguridad de que nos interesamos por ellos y además el escucharlos es una práctica indispensable, para fomentar en ellos la inteligencia emocional, que a futuro les generara grandes beneficios en todas las áreas de su vida, pues a través de escucharlos se les confirma lo que están sintiendo ayudando con esto a que identifique sus emociones y sobre todo el derecho a expresarlas, a su vez se les brinda, el que ellos puedan identificar este lenguaje emocional en los otros. Hay una clave que nos da la guía para aprender a escuchar a nuestros hijos

DRA. MARÍA ESTHER BARRADAS ALARCÓN

y esta es que cuando ellos nos están hablando, debemos mentalmente preguntarnos ¿Qué está sintiendo mi hijo? ¿Qué me está expresando con sus ojitos, con su tono de voz, con su expresión corporal?, y lo que percibamos indistintamente de que no estemos seguros de saber con precisión lo que siente, debemos expresárselo quizás no afirmativamente pero si en forma de pregunta *"¿me parece que estas triste?" o "¿me parece que estas muy enojado?"*. Nuestro hijo/a se encargara de decir si, *"si lo estoy"* o de decir no, *¡no estoy triste solo enojado!*, el solo hecho de que vea nuestro genuino interés de que nos interesamos por él/ella y por lo que le pasa y por lo tanto lo que siente es como si estuviera recibiendo el permiso de hablar de expresar con libertad sus sentimientos, es como afirmarle que lo amamos y lo aceptamos con todo lo que es y siente, este sería como un entrenamiento para que en un futuro en cualquier contexto, por ejemplo en el campo laboral, él pueda comunicarse mejor y pueda no verse afectado por la manipulación de compañeros o jefes en el trabajo.

El complemento de saber escuchar es también saber comunicar lo que nosotros sentimos, con frecuencia muchos papas expresan sus emociones de manera inadecuada, afectando con esto la relación, con sus hijos, transmitiendo mensajes acusatorios, sobre todo cuando, están experimentando emociones no placenteras como el enojo, la frustración, la decepción, si bien es natural y valido que uno como padre también por supuesto tenemos derecho a sentir todo, en este caso a sentir enojo ante su desobediencia, esto no implica, el darte el derecho a que tengas que expresarlo lastimándolos o haciéndoles sentir culpables.

Y se preguntaran *¿Cómo pues tendría entonces expresar las emociones sin que lastime a mi hijo?*, a través de decir lo que siente directamente con respecto a la posible **consecuencia** del comportamiento de su hijo. Por ejemplo si su hijo trae malas calificaciones en la boleta, usted podría decir *"me preocupa que estés teniendo bajas calificaciones o estés reprobando materias ya que al salir del curso y entrar a la nueva escuela y al siguiente nivel escolar, puede ser que por el bajo promedio no te acepten"*. Esta expresión tiene grandes ventajas; hace énfasis en lo que el papá siente *"me preocupa"*, describe el hecho *"que este teniendo bajas calificación"* y la consecuencia *"pues corres el riesgo que por estas bajas calificaciones no te acepten en la nueva escuela o nivel escolar"* si observamos en ningún momento se está aprovechando esta situación para que el padre de familia descargue en el hijo la frustración que siente porque no está saliendo bien en la escuela, situación que lastimaría la autoestima del hijo y que además provoca que el hijo se quede con la impresión del regaño o desesperación del padre y no con la responsabilidad de que si sigue así le va afectar en el camino escolar. Cuando un padre de familia va acumulando frustración porque el hijo no está cumpliendo con su parte es decir no está obedeciendo, el papá es mucho más vulnerable a tener menos tolerancia a la frustración y a presentar poco control de su enojo, el que manifiesta ofendiendo al hijo en lugar de aplicar disciplina basada en el respeto mutuo, con el fin de que el hijo asuma su responsabilidad, además este papá se vuelve un poco "histórico" diciendo frases como *"te he dicho mil veces que…." "es que no entiendes…" "hasta cuantas veces te tengo que decir que obedezcas"* estas frases hablan más de la impotencia de no poder solucionar el problema y además habla de que aprovecha la situación para el desahogo del enojo, acciones que no contribuyen a que el hijo se vea y se escuche así mismo y asuma su responsabilidad para mejorar, algo más en que afecta es que el modelaje de como transmitir emociones no placenteras orilla al hijo, a que aprenda y lo repita al pie de la letra, esto a la larga, le traerá el tener malas relaciones interpersonales en diferentes ámbitos de su vida.

Lógicamente esto afecta al desarrollo de la inteligencia emocional del hijo. Ya que expresar correctamente lo que uno siente es uno de los actores incluidos en la inteligencia emocional.

Luego entonces expresar asertivamente las emociones consta a veces de tres elementos; 1.-se puede describir la situación o hecho. Después 2.- se expresa el sentimiento que se generar y finalmente 3.- se menciona el porqué de nuestra emoción, otro ejemplo *"cuando sacas la bicicleta, tan rápido y sin fijarte me preocupa, pues puedes atropellar a alguien",* o *"cuando sacas la bicicleta, tan rápido y sin fijarte, yo me angustio pues creo que puede ocurrir un accidente.."* Si observamos se describe la situación *"cuando sacas la bicicleta tan rápido sin fijarte",* después se menciona la emoción que genera *"yo me angustio"* y después se señala el porqué de esa emoción *"pues creo que puede ocurrir un accidente." "O puedes atropellar a alguien".* Resumiendo, la clave para escuchar a nuestros hijos es expresar: **Cuando, siento, porque.**

Reflexiona en las siguientes preguntas

> De niño cuando estuvo usted en situaciones difíciles ¿se sintió escuchado por sus padres?
> ¿Como recuerda la manera en que sus padres solucionaban los problemas que como pareja llegaron a tener?

DRA. MARÍA ESTHER BARRADAS ALARCÓN

- Cuando sus hijos están enojados y dicen palabras como ¡Eres una mamá mala! ¡Quisiera que la mamá de mi amigo fuera mi mamá! ¡No me quiero poner los zapatos! Etc. ¿Usted qué hace?.
- La comunicación que ha establecidos con ellos, ¿los ha preparado para que ellos sepan comunicarse y sepan escuchar a otros?
- Reflexione la manera en que fue oído o escuchado por sus padres, ¿realmente se sintió comprendido?

Ejercicios para Sanar

- Si este es su caso, escriba una carta a sus padres (pero no para entregársela) diciéndole como le dolió cuando se sintió juzgados por ellos, o ser criticado, en lugar de ser escuchado y comprendido.
- Haga una lisa, de las palabras ofensivas que le ha dicho a cada uno de tus hijos, y pídales perdón por ello, a cada de tus ellos, así como también pida perdón a Dios, después perdónate a ti mismo.

CAPITULO VIII

FORMAR LA AUTODISCIPLINA EN MI HIJO PARA FOMENTAR EL SENTIDO DE RESPONSABILIDAD

LA DISCIPLINA ES parte del amor, es ese acto de amor en el que el padre va formando al hijo para que sea dueño de sí mismo, dueño de sus impulso, para que tenga la capacidad de postergar el placer inmediato por mayores metas y objetivos en la vida, es decir, el padre va poniendo esos muros de contención que le indican el camino al hijo, para que no se desvié o caiga, este proceso no es bien recibido, por parte del hijo pues el tener que dejar un placer inmediato por un placer quizás mayor pero a posteriori se le llama frustración lo que significa no tener en tiempo y forma lo que se desea, Un ejemplo de esto podría ser el niño que ya acostadito la mamá le pregunta "*te lavaste los dientes*", el niño dice "*no*", la mamá, entonces le dice "*párate y lávalos*", Para el niño esa instruccion por parte de la madre es frustrante pues tiene que renunciar al placer inmediato de estar ya acostadito a punto de dormise, el tener que levantarse es frustrante, pero si se levanta con el tiempo obtendrá un placer mayor que es, el poseer dientes sanos y un hábito de cuidado bucal.

Es frustrante para un joven que se le diga no hay permisos para fiestas durante el periodo de exámenes en el colegio, esto es postergar una satisfacción inmediata por el logro de un objetivo mayor en este ejemplo es acreditar sus materias, al final del camino el hijo introyecta esa disciplina y se convierte en autodisciplina es decir ser dueño de sus propios impulsos, con capacidad de cuidarse a si mimo, de ser auto-responsable, de hacer sus deberes sin la necesidad de la presencia del adulto. Si vemos hoy en día adolescentes y jóvenes que se dejan guiar por placeres momentáneos, les es difícil sostenerse en una meta, ser perseverante, y luchar por sus sueños, con facilidad esperan que sean los adultos quienes están obligados para siempre de proveerlos, en todo, se desenfocan con facilidad, su nivel de auto exigencia no es tan alto, se auto-justifican para no enfrentar su responsabilidad, todo esto debido a que hubo gran inconsistencia en la aplicación de la disciplina por parte de sus padres cuando ellos eran niños.

Como bien sabemos para poder convivir en sociedad debemos respetar una serie de reglas y leyes, que nosotros no elaboramos, pero que es indispensable obedezcamos, lo que significan que son totalmente impersonales. Un ejemplo de ellos es respetar las señales del semáforo. Si vamos conduciendo y está en amarilla, o en rojo debemos de hacer alto total, nosotros no inventamos el semáforo, pero tenemos que obedecerlo porque es conveniente para todos incluyéndonos a nosotros. Pues el establecimiento de la disciplina en los hijos debe fundamentarse en el establecimiento de reglas impersonales que les ayude a ellos entender que es solo dando como podemos recibir, en este caso dando obediencia. Y ¿cómo hacerlo? Como lo hace la sociedad con nosotros por ejemplo Hacienda nos dice del 1° al 30 de abril debes de pagar impuestos, sino lo haces en esa fecha, forzosamente los tendrás que pagar aunque sea en otras fechas pero con multas y si aun así no los pagas, entonces, lo pagas con tu libertad, pues puedes ir a la cárcel. Si observamos ofrece alternativas la primera es poner una rango de tiempo en el que puedes pagar sin sanción alguna, la siguiente alternativa pagarlos después de las fechas límites, pero con multa y la tercera es que de no cumplir cualquiera de las dos anteriores, corres el riesgo de ir a la cárcel, y uno decide lo que hace, Hacienda solo respeta tu decisión, tu sabes si pagas en el tiempo que te mencionan o fuera de este tiempo debe estar consciente de que pagaras multas.

Retomando el ejemplo del semáforo; vamos conduciendo y llevamos mucha prisa, pero parece que los semáforos se pusieron de acuerdo, cuando llegas a cada uno y los semáforos siempre en rojo, uno puede decidir respetarlo, o pasárselo, sin embargo si la decisión es la segunda, las posibilidades de un accidente, un atropellamiento o una infracción son muy altas, uno no invento el semáforo es una regla no puesta por uno mismo, es una regla no puesta exclusivamente para hacernos la vida cansada, luego entonces es impersonal y el obedecerla es por bien propio.

Los ejemplos anteriores nos muestran que para poder convivir en sociedad existen reglas impersonales que debemos acatar, reglas que nos muestran que cuando inician los derechos de los demás, terminan nuestros derechos y viceversa.

Aplicado a la disciplina de los hijos es necesario también proveerles opciones, como vimos en el ejemplo anterior de pagar los impuestos a Hacienda. Por ejemplo Usted está barriendo la recamara de ellos, y hay muchos juguetes regados, Usted les puede decir *"Recojan sus juguetes que voy a barrer"* *"si no quieren que los guarde por tres días sin que puedan jugarlos recójanlos cuanto antes"* *"pues juguete en el suelo es recogido y quedará guardado por tres días"*. Seguramente al inicio de esta disciplina no le harán caso, sobre todo si están acostumbrados de que usted no cumple lo que les dice. Usted lo que tiene que hacer es guardar los juguetes encontrados en el suelo. A los tres días los saca y se los da, si nuevamente los dejan regados en el suelo les dice nuevamente que recojan sus juguetes que va a barrer, sino los recogen ahora los guardara por 8 o 15 días, aparentemente no pasa nada sin embargo ellos están viendo que usted está respetando lo que dice.

Pasos para aplicar una disciplina basada en el respeto mutuo

Paso 1.- Presenta opciones y deja que tu hijo escoja, háblale con respeto, tranquila/o y de buena manera.

Paso 2.- Cuando les ofrezca las opciones brinde la seguridad que de no cumplirla tendrá oportunidad en otro momento de cumplirla.

Paso 3.- Si insiste en portarse mal, prolonga el rango de tiempo en que debe pasar antes de que el niño pueda volver a probar.

Por ejemplo.

Su hijo acostumbra tirar su ropa sucia por todo el cuarto.

Paso 1.- Usted le dice *"Si quieres que te lave la ropa tendrás que ponerla en el bote de la ropa sucia"* *"de no estar en el bote me estás diciendo que no quieres que te lave la ropa"*

Paso 2.- *"Veo que no quieres que te lave la ropa"* probaremos en ocho días.

Paso 3.- *Si insiste en seguir dejando la ropa en el suelo, le puede decir "Veo que aún no quieres que te lavé la ropa, puedes intentarlo en diez días, y entonces con gusto te lavare la ropa.*

DRA. MARÍA ESTHER BARRADAS ALARCÓN

Otro ejemplo.

Teníamos una fiesta infantil en la que Anita (de dos años y medio de edad) y Josué estaban invitado, para esto Josué (de cinco años ocho meses) se puso la ropa que escogió, limpia y adecuada para la ocasión y medio ambiente, Anita en ese momento estaba vestida con un vestidito muy deslavado, sucio, propio de estar en casa.

Paso 1.- *Le mostré su closet y le dije "Anita si quieres ir a la fiesta escoge de aquí hasta acá el vestidito que desees".* Anita los vio y vio el que tenía puesto y me contesto: *"No esté"* señalaba el vestido sucio que tenía puesto. *Yo le dije "Mi amor este está sucio y no te protege, escoge el que quieras de todos estos que tienes colgados aquí"* y ella volvió a contestar *"No esté",* le respondí:

Paso 2. *"Veo que no quieres ir a fiesta, que te quieres quedar en casa con Araceli* (su nana)" Y nos fuimos a la fiesta quedándose ella en casa.

Cuando regresamos de la fiesta Anita corrió y me dijo *"mami"* y yo le conteste *"mi amor te extrañamos en la fiesta"*

A los ocho días había otra fiesta de cumpleaños.

Y Anita me dice "de aquí acá" señalando el closet, yo le conteste *"sí mi amor de aquí acá el vestidito que tú quieras"*

El paso 3 en este ejemplo no fue necesario.

Otro ejemplo

Luis un niño de 10 años fue invitado por su amiguito para ir a la matiné el sábado, le dijo su amiguito *"te vienes a mi casa a las 10 de la mañana y vamos a la función de las 11:00 de la mañana nos llevara mi papá."*
Cuando le pidió permiso a su mamá le dijo que:

Paso 1. *"si siempre y cuando termines todas tus tareas escolares".*
Y Luis dijo que *"sí que estaba bien, las hare porque quiero ir a la*

matiné con mi amigo", durante toda la tarde del viernes Luis no hizo el más mínimo intento de hacer las tareas. Al día siguiente Luis muy temprano acude a su mamá, para pedirle el dinero y pedirle que lo llevara a casa de su amiguito, su mamá le contesto (Paso 2) *"Ayer al ver que no hacías la tarea di por hecho que habías decidido no ir a la matiné con tu amigo, pues ese fue el acuerdo, que irías si hacías la tarea ayer viernes en la tarde" "así es que lo siento Luis, no cumpliste el acuerdo, no hiciste las tareas, por lo que no puedes ir a la matiné" (Paso 3) "probaremos en otra ocasión que te inviten a ir al cine"*

- **Principio indispensable de tomar en cuenta antes de aplicar la disciplina**

  a) Asegúrese que su hijo se siente escuchado por Usted
  b) Asegúrese que se siente querido y comprendido
  c) Asegúrese de ser firme y cariñoso es decir de que sus intenciones es formar a su hijo mas no sacar su neurosis hacia él
  d) Asegúrate de no sentir lástima por tu hijo
  e) Asegúrese de ser congruente, cuando discipline a su hijo no pida nada de lo que usted mismo no está dispuesto hacer
  f) Asegúrese de ser consistente, y no diga hoy una cosa y mañana se contradice
  g) Asegúrese de que no le importe el qué dirán, pues habrá ocasiones que tenga que respetar la decisión de su hijo por ejemplo de llevar el uniforme arrugado por no obedecer y colgarlo inmediatamente que llego de la escuela.
  h) Asegúrese de no caer en la invitación de pelear o de rendirse

Reflexiona en las siguientes preguntas

  ➢ ¿Señale algunas características de cómo lo disciplinaron a usted?
  ➢ ¿Hay alguna relación de cómo lo disciplinaron y como ahora disciplina usted a sus hijos?
  ➢ ¿En cuanto a como lo disculparon hay algo que aun deba de perdonar a las personas que los criaron?
  ➢ ¿De la manera que ha disciplinado a sus hijos hay situaciones en la que les tiene que pedir perdón?

Ejercicios para sanar

Escoge un lugar tranquilo en el que te asegures de no ser interrumpido

Estando en ese lugar te sientas cómodamente, sin cruzar tus piernas ni brazos, cierra tus ojos y visualiza la casa donde vivías cuando eras niño, acércate a ella y entra, aparentemente no hay nadie, sin embargo en una recámara o cualquier otra habitación, oyes un ruido, es tu niño interior llorando o quizás lo ves muy enojado porque lo acaban de disciplinar, acércate a él, y dile que a ti también te dolió, pero que ahora estás tú, para cuidarlo, protegerlo, tómalo en tus brazos y guíalo para que perdone a quien lo disciplino, después lo consuelas y le dices cuanto lo amas. Al final oras por él.

CAPITULO IX

FACTORES A TOMAR EN CUENTA PARA FORTALECER EL VÍNCULO FAMILIAR

E N ESTE CAPÍTULO se enlistan algunos factores como sugerencia para fortalecer el vínculo familiar.

- Dentro de los factores, es de suma importancia que los padres inviertan en su relación como esposos, pues sus hijos se alimentan emocionalmente de la estabilidad de sus padres como pareja.
- Dar a sus hijos tiempo no solo de calidad sino además de cantidad,
- Hacer reuniones familiares en las que todos se escuchen, en estas reuniones, puedan mostrar reconocimiento de los logros que durante la semana tuvieran, es la oportunidad de ayudarlos a llevarse mejor, de aclarar cualquier mal entendido, de distribuir las labores del hogar, de expresar sus quejas, sus inquietudes o preocupaciones. Es muy necesario que se establezca una hora fija, que las reuniones no sean muy prolongadas, aproximadamente de 20 minutos, compartir la coordinación de reunirse todos.
- Disponer de una hora para cada hijo exclusiva para darle la atención.
- Da a tus hijos muestras de amor, tanto verbales, como físicas así como también por otros medios recaditos escondidos en su mochila en los que les expresen cuanto lo aman, llámales por teléfono solo para decirle que los amas.
- Leale la biblia o alguna enseñanza para dormirse.
- Cuando estén tus hijos dormidos entra a su recamara a bendecirlos proféticamente, es decir sin llegar a tocar su cabeza pon tus manos sobre él o ella y declarar bendiciones

lo que significa decir con tus palabras lo que deseas ver en ellos por ejemplo afirmar que son amados, aceptados, excelentes académicamente, bondadosos seguros de sí mismos, felices, con mucha inteligencia emocional, buenos para la música, las matemáticas, etc., etc., Da gracias a Dios por como los cuida y protege cuando están en la escuela o lejos de ustedes. Todo esto son ejemplos, lo importante es que, lo que les digan nazca de su corazón de padres y que lo digan con todo su amor, al final den nuevamente gracias a Dios por darles sabiduría de ser una familia unida.

- Diríjanse a ellos con mucho respeto como quisieran ustedes ser tratados, como se dirigirían a su mejor y querido amigo o a sus jefes en su trabajo.

- No los encasillen con conceptos equivocados como "eres un agresivo", "un tonto" pues son profecías negativas que se cumplen, recuerden que los padres tienen mucho poder en las palabras que les digan a sus hijos.

- Disfruten como niños, cuando jueguen con ellos esto lo valoraran toda su vida.

- Ante situaciones difíciles, que estén pasando sus hijos, procuren ponerse en sus zapatos y no le quiten importancia a sus sentimiento con respeto al problema que estén enfrentando, por ejemplo que se le haya roto su juguete, o perdió su goma o lápiz, es importante que lo comprendas, que lo escuches y apoyes.

- Sean espontáneos al darles algún regalo recuerden que no se necesita un día especial.

- Como adultos, cuando arreglen situaciones entre ustedes, procuren no ofenderse ni a solas y mucho menos frente a sus hijos. Cuando hay diferencias y se utilizan palabras ofensivas, violencia física, ellos sufren mucho y además con frecuencia se sienten responsables de la situación que sus padres viven como pareja, de estar ellos expuestos a violencia familiar lamentablemente a su debido tiempo tenderán a repetir esta manera de relacionarse con su pareja. Recuerden también que les aterra la palabra divorcio.

- No realicen las cosas que saben sus hijos pueden realizar, implicaría generar dependencia y mutilación psicológica para que sean independientes y responsables de sí mismos en el futuro.

Reflexiona en las siguientes preguntas

¿De la lista anterior, que recibiste de tus padres?

¿Hay algo que te impida poner en práctica estos puntos para fortalecer el vínculo familiar?

Ejercicios para sanar

Ora para sanar cualquier herida de la infancia como producto de no tener buenas prácticas para fortalecer el vínculo familiar.

Perdónate si has minimizado la importancia de invertir tiempo, crecimiento personal, preparación para educar a tus hijos, para mejorar tu relación matrimonial y poder fortalecer más tu dinámica familiar.

CAPITULO X

LOS HIJOS NO ESPERAN

ESTE CAPÍTULO TIENE como objetivo reflexionar que en cada etapa de desarrollo, se tienen necesidades específicas que de no ser satisfechas durante el rango de tiempo que abarca la etapa, cuando se quiere satisfacer esta necesidad, fuera de este tiempo ya no es aprovechada como debiera, se hará un recorrido de cada una de las etapas y características del desarrollo del ser humano desde la concepción, gestación, nacimiento, crecimiento, reproducción, vejez y hasta la muerte, se señala las posibles necesidades y posibles problemas en los niños, de no ser satisfechas, así como, lo que debió hacerse o aún se pueda hacer, Para ello nos basaremos en la teoría del desarrollo humano creada por Erik Erickson.

La figura 2 representa el ciclo de crecimiento de cada una de las etapas que menciona este autor.

La figura 2

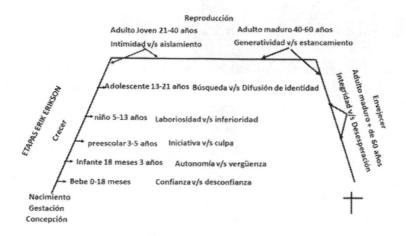

Fuente: Propia

10.1 Concepción.

Es determinante que antes de concebir a un hijo, este se anhele primero, el deseo de tener un hijo de ser padres, de analizar si es el momento oportuno de concebirlo, equivale al primer vínculo con este bebe que aún no se ha concebido, este vínculo se llama fantasmático, vinculo que es indispensable para el establecimiento del siguiente vinculo una vez concebido el bebe, este segundo vinculo se llama intrauterino. Este vínculo intrauterino se fortalecer y alimenta a través de tres canales, el conductual que significa comunicarse con él bebe intrauterino por medio de brotarse el vientre, de cantarle, de platicarle, de ponerle música de Mozart, de evitar situaciones que estresen a la mamá, de evitar películas de acción o terror, así como música estruendosa. Otro canal es el fisiológico, significa alimentarse correctamente. Tomando muy en cuenta la estructura del cuerpo que se va formando en este bebe intrauterino mes con mes, por ejemplo al cuarto mes se está terminando de forma el cerebro, y la sugerencia es comer nueces, entre otros alimentos, así mismo evitar alimentos irritantes, coca cola, evitar exponerse al humo de tabaco, evitar estar cerca de solventes, evitar tomar café, fumar, evitar ingerir alcohol. El adecuado establecimiento de este vínculo favorecerá el establecimiento del siguiente vínculo que es el vínculo vital, este vínculo se establece inmediatamente al momento del nacimiento, el no separarse del bebe recién nacido, arrullarlo, darle seno materno, o si no es posible pues darle leche de formula pero cargándolo.

10.2 Bebe 0-18 meses Confianza v/s Desconfianza

Durante esta etapa él bebe absorbe todo lo que se le da a través de sus sentidos, a través de ellos aprende a recibir y aceptar para posteriormente, él darlo a los demás.

Se puede decir que un niño adquiere la confianza básica cuando a través de la ternura, abrazos, y del calor del cuerpo de sus mamá, que con amor lo alimenta, es entonces que se empieza a establecer en ese bebe la convicción de bienestar físico (satisfacción digestiva, satisfacción corporal sin calor ni frio) también en lo psicológico (sentirse amado, protegido). Se confirma el vínculo vital que se establece en los primeros minutos del nacimiento para establecer entonces el vínculo que será plataforma de sus futuras relaciones interpersonales sobre todo las más importantes para él como son la de sus hermanos y papas. Es entonces la provisión de alimento, el cuidado de su higiene, la atención y la ternura generalmente de su mamá y por supuesto la combinación de amor y firmeza de ambos padres, junto con sus habilidades para establecer en él bebe esa certeza profunda del sentido de lo que hacen, con el propósito de establecer en él esa confianza básica, son los ingredientes indispensables para el establecimiento de esta confianza básica. Pues las vivencias en las etapas más tempranas del ser humano de aceptación, seguridad, bienestar emocional son los cimientos del desarrollo de la personalidad.

Como podemos observar para que esto se dé hay una a fecha de caducidad, hay un rango de tiempo **0-18 meses** los hijos no esperan, al ir creciendo lo que ahora no se le dé al bebe, cuando se intenta dar en posteriores etapas del desarrollo no tendrá el mismo efecto pues, también las siguientes etapas del desarrollo requieren de una plataforma para que las necesidades propias de cada una de ellas sean satisfechas.

En oposición a esto es la desconfianza básica la cual surge y se establece cuando estas necesidades físicas y psicológicas no son satisfechas, estableciendo en él bebe la sensación de no ser amado, la sensación de abandono, de rechazo, se establece mucha confusión sobre sí mismo, sobre los demás, sobre el significado de su vida, se establecen temores a ser abandonado, con una necesidad profunda de afecto, que se manifestará después en estados de depresión, de baja autoestima, de creer que no sirven para nada. Lamentablemente cuando los papas rechazan al bebe, cuando lo sobreprotegen, cuando estos padres tienen personalidad inconsistente, confusa, inmadura, esto hace que se afirme en él bebe la desconfianza y la confusión.

10.3 De 2 a 3 años Infante Autonomía v/s vergüenza y duda

Durante esta etapa el niño tiene mayor maduración muscular se da inicio a un aprendizaje para tener una mayor autonomía física, se da el control esfinterial, se adquiere un lenguaje oral más amplio dando surgimiento a la autonomía es decir la decisión propia del niño de desplazamiento, de expresión verbal, la necesidad de autonomía está fundamentada en el deseo del niño de aprender, aprende a caminar, a hablar, amplia el vocabulario de 20 a 200 palabras, se sienta cómodamente, tiene un mayor control de su cuerpo, es la etapa donde se entrena el control esfintrial y también es la etapa en la que el niño empieza a experimentar vergüenza. Es la etapa en que el niño necesita afirmaciones de aceptación, de respeto y no de juicio y exhibición. Un ejemplo de esto. Mi hija Anita a sus dos años de repente una mañana durante la rutina por la mañana para ir a su escuelita, la empiezo a vestir y de repente dice *"¡no!, ¡no tedas cuenta que ya crecí!* ","*¡yo puede vestirme!"*, solo le conteste: *"oh discúlpame no me había dado cuenta"*, entonces ella se quita su blusita y con mucho esfuerzo se la vuelve a poner. El comprender esta necesidad de autonomía le ayuda a ir adquiriendo una creciente sensación de afirmación sobre sus decisiones y voluntad. En ocasiones los niños se afirman a través de su oposición hacia los demás y una de sus palabras más repetidas es ¡no!, ¡no!, su conducta fluctúa entre obedecer, desobedecer y ser terco. Es muy importante saber que las actitudes de los papas y su propia capacidad de autonomía son indispensables para el desarrollo de la autonomía de sus hijos. En esta etapa se establece por primera vez el inicio de la independencia con la mamá experiencia incipiente de libre voluntad y deseo de autoafirmación del yo, esta experiencia se repetirá en la adolescencia con el fin de decidir y orientarse por sí mismo.

Por otro lado el exceso de sentimiento de autoconfianza y de pérdida del autocontrol pueden dar inicio a la vergüenza y la duda con riesgo que se instale en su desarrollo psicomotor, en su capacidad de comunicarse y de control esfinterial, y llegar a generar un sentimiento de inseguridad, de incapacidad de no reconocimiento de sus competencias y cualidades. Esto es debido a las actitudes que los papas asumen ante los comportamientos de independencia de los niños. Cuando la base de la educación radica en la inmadurez y desconocimiento de su rol de padres dificultará en el niño el alcanzar su independencia a través de un autocontrol responsable. Generalmente el avergonzar y obligar a los niños a hacer algo, el no comprender cada estadio va llevándoles a establecer una baja autoestima, fundamentadas en situaciones emocionales conflictivas. Lamentablemente se fomenta una autoconciencia rígida, precoz y obsesionada a excesivos temores a cometer errores, se presenta la duda y la inseguridad en sí mismo. He aquí la importancia que como padres se preparen para desarrollar la capacidad de escuchar a los hijos y de establecer, una disciplina basada en el respeto mutuo, profesar un equilibrio en la permisividad y la disciplina, el establecimiento de un sentido de justicia y responsabilidad, de equilibrio entre las vivencias de amor, de respeto, cooperación y aislamiento. La solución positiva entre autonomía contra vergüenza y duda se resume en la decisión libre de aprender, de entender y decidir, en términos de autonomía física, autonomía de pensamiento y autonomía afectiva, de tal suerte que este logro se reduce a decir *yo puedo decidir y querer libremente*.

DRA. MARÍA ESTHER BARRADAS ALARCÓN

10.4 Preescolar 3-5 años Iniciativa v/s Culpa

En esta etapa, el niño desarrolla una gran imaginación y una vigorosa actividad motriz, empieza a descubrir lo masculino y lo femenino, se sigue perfeccionando el lenguaje, es más imaginativo, tiene mayor capacidad de comprensión pregunta todo ¿qué es....? la "edad y por qué", esto le permite a ser más imaginativo e incluso a representar lo que fantasea, por ejemplo, que es determinado personaje. Lo anterior le fomenta adquirir un sentimiento de iniciativa que conforma el cimiento de la base realista de un sentido de propósitos y ambición. En esta etapa el niño posee un exceso de energía que le acercan a otras áreas, descubre lo que puede hacer, junto con lo que es capaz de hacer, trata de entender los posibles roles futuros. Se la facilita más relacionarse con niños de su edad y con facilidad puede integrarse a diferentes grupos de juego. Se le presentan sentimientos de culpa y temores asociados por su apego al padre de sexo opuesto, la niña presenta un mayor apego a su padre así como el niño a su madre, es cuando se presentan los sentimientos de odio, de celos y de rivalidad. Dentro del entorno de una excesiva y angustiosa dependencia hacia los padres, miedo a cometer errores y una enorme conciencia de lo que se puede o no hacer

10.5 Niño 5-13 años Laboriosidad v/s Inferioridad

En esta etapa se incrementa mucho el interés por jugar con niños de su mismo sexo. Se desarrolla el sentido de la industria, para un mayor aprendizaje intelectual, científico y tecnológico; para su futura formación profesional, creativa y productiva. En esta etapa el niño es capaz de recibir indicaciones sistemáticas de los adultos de su familia, de su escuela y sociedad en general: es capaz de observar las normas, las leyes y la organización para realizar sus tareas, sus compromisos. Demuestra mayor capacidad de dar afecto a sus profesores y papas de sus amiguitos. Es capaz de experimenta insatisfacción cuando se siente incapaz de realizar algo o de no hacerlo bien. Inicia su desarrollo con un sentimiento de laboriosidad. Aquí los niños dan mucha importancia a sentirse competentes porque actúan y aprenden bien; de lo contrario, se sentirán inferiores porque fallan o se equivocan.

Aquí la escuela no solo es un lugar para adquirir competencias a través de los conocimientos y desarrollar habilidades, sino además una oportunidad de experimentar un aprendizaje compartido con los compañeros y profesores. En esta etapa es decisivo hacer actividades con otros niños de su propio sexo, situación que les favorece el desarrollo de habilidades sociales, y de establecer un sentimiento de competencia, de practicar libremente sus destrezas e inteligencia en cumplimiento de actividades importantes para ellos. La herida que se pueden generar en esta etapa es creer que te tienes que ganar el afecto de los demás siempre y cuando trabajes mucho, aquí se puede dar inicio a un trastorno que se llama personalidad tipo A, en este tipo de personalidad se está expuesto a tener problemas cardiovasculares, pues es una personalidad muy competitiva y compulsiva, "busco más de lo que puedo hacer." Otra herida es la frustración de no haber logrado sus expectativas en sus actividades, que lo pueden llevar a desarrollar un sentimiento de inferioridad, del desarrollo de actitudes de dependencia que lo pueden predisponer al consumismo como opción compensatoria. Pues una de las necesidades es sentirse valioso y reconocido por los demás por sus logros y desempeño realizado en las tareas, de lo contrario lo que establecería sería un sentimiento de inferioridad, de una autoimagen empobrecida o una sensación de extrañamiento o inadecuación frene así mismo y frente a las tareas que debe enfrentar.

10.6 Adolescente 13-21 años Búsqueda de identidad vs. difusión de identidad

Una de las características con la que inicia esta etapa es la combinación del crecimiento veloz del cuerpo y de la madurez psicosexual. Se da aquí el inicio al interés por la sexualidad y la formación de la identidad sexual y una búsqueda de identidad, la necesidad de pertenencia a un grupo o pandilla, la formación de los propios valores morales. Tanto la integración psicosexual y psicosocial tienen como objetivo la formación de la identidad personal tanto en el área psicosexual, como en el área de la identidad ideológica, la identidad psicosocial, profesional, cultural y religiosa. En esta etapa se ve lo determinante que es, que las necesidades de las etapas anteriores se hayan satisfecho pues al experimentar la búsqueda de identidad y una crisis de identidad, que avivará los conflictos no resueltos de las anteriores etapas del desarrollo, propiciando con esto un establecimiento de una nueva construcción de sí mismo.

10.7 Adulto Joven 21-40 años Intimidad v/s Aislamiento

En esta etapa con la necesidad de establecer una relación de pareja con quien compartir el amor. La intimidad se refiere a la que puedan implicar significativos sacrificios y responsabilidades. La intimidad no es solo expresiones sexuales o de implicaciones románticas, sino además se refiere a una expresión personal y a una mutualidad compartida, que se vive en un rango variado de relaciones como son la amistad, la familia, las relaciones laborales, las relaciones en la comunidad. En oposición a esto estaría el aislamiento afectivo, el individualismo y egocentrismo no solo sexual sino psicosocial. Cuando se da un equilibrio entre la intimidad y el aislamiento se consolida la capacidad de la realización del amor y el ejercicio profesional. En esta etapa se manifiestan en las relaciones sociales de integración y compromiso en instituciones y asociaciones culturales, políticas. En esta etapa el lenguaje cambia del yo al nosotros; nuestros hijos, nuestro trabajo y las asociaciones a las que pertenecemos.

10.8 Adulto maduro 40-60 años Generatividad v/s Estancamiento

En esta etapa se da la generatividad que significa el cuidado de los demás, más allá de la propia familia, hacia las futuras generaciones, y hacia a clase de mundo que vivirán. Es una etapa en la que el adulto se enfrenta a una serie de pérdidas y procesos de duelo como son; el fallecimiento de sus padres, cambio en su situación laboral por jubilación, la ausencia de los hijos porque se casan, o estudiar posgrados fuera de su casa, problemas conyugales, o divorcios, envejecimiento del cuerpo, ausencia de hormonas, aparición de enfermedades, la presencia de crisis del sentido. El superar esta crisis trae consigo la experiencia de la caridad: la virtud del cuidado y celo. De darse a los demás, en beneficio de los otros y de los valores universales de la humanidad. En oposición a la generatividad, cuando esta no se da, viene entonces el estancamiento, la depresión, el egoísmo que impiden una vida matrimonial en armonía y en el trabajo. El estancamiento significa una regresión psicosocial, paralela a sentimiento de ineficacia personal y social, sentimiento que se perciben por la incompetencia de generar de producir y de criar.

Un sentimiento de aislamiento y alejamiento de los demás son producidos por el rechazo. El adulto que experimenta el rechazo, puede llegar a percibir a todos los que rodean como una amenaza.

10.9 Adulto maduro + de 60 años Integridad v/s Desesperación

En esta etapa se presenta la integridad que significa la aceptación de sí mismo/a con toda la historia personal, la integración de todas y cada una de las etapas anteriores, la integración emocional de la confianza, de la autonomía, de las vivencias del amor universal es decir de su vida y su trabajo, la convicción de su estilo e historia de vida como contribución a la humanidad, una confianza en sí mismo y de otros especialmente en las nuevas generaciones. La falta de toda esta integración o de sus elementos, provoca que se manifiesta sentimientos de desesperó. En esta etapa se da la sabiduría como producto de un saber acumulado durante toda su vida, se da la capacidad de un juicio maduro, se da una comprensión del significado de la vida y la forma de ver escuchar y recordar bonitas vivencias, se da *el yo soy el que sobre vive en mí*. En oposición a esto se da la desesperación, la falta, y pérdida o debilidad de la integración se presenta el temor a la muerte por la desesperanza.

Como resumen les presento esta analogía equivalente a los cimientos de una construcción arquitectónica se está hablando de los cimiento de la personalidad.

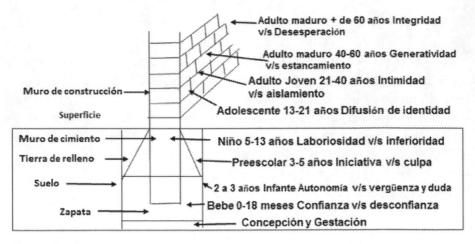

Fuente Propia.

Reflexiona en las siguientes preguntas

De cada una de las etapas del desarrollo humano antes explicadas
¿Reflexiona que necesidades no fueron satisfechas en ti?

Sino recuerdas con claridad alguna de tus etapas del desarrollo,
consulta a tus familiares que estuvieron cerca de tu crianza y educación
que te platiquen como eras de pequeño/a y que circunstancias rodeaban a
tus padres o adultos que te criaron.

¿Y tú estás cubriendo o procurando satisfacer las necesidades de tus
hijos de acuerdo a su etapa de desarrollo?

Ejercicios para sanar

Una vez que identificaste las carencias que tuviste en diferentes etapas
del desarrollo, decide perdonar, utiliza la silla vacía, o la técnica narrativa
en la que además de mencionar lo que te afecto, de manera unilateral es
decir aunque sientas que ni cuenta se dieron como te lastimaron tú digas
te perdono por esto, aquello etc.

CAPITULO XI

BUSCANDO A MI PADRE CELESTIAL A TRAVÉS DE LA ORACIÓN PARA RECIBIR SABIDURÍA Y PAZ

ESTE CAPÍTULO ES uno de los más importantes, pues es el reencuentro con el Padre Celestial, *Él,* que nunca nos ha abandonado, ni nos abandonara, *Él* que es el único que tiene el poder de obrar en lo imposible, *Él* que es el único que puede sanar la herida más terrible y profunda, aquella herida, que la ciencia dice imposible, *Él* dice si es posible, *Él* que es el único que puede transformar nuestro llanto en alegría, *Él* que es el único que puede abrazar y cuidar a nuestros hijos, así estén a miles y miles de kilómetros, lejos de nosotros, *Él* que es el único que puede librarlos de caminos de peligros y de gente perversa, *Él* que es el único que nos puede dar la sabiduría de cómo educarlos sin sobre-protégelos ni agredirlos, sin lastimarlos. Y uno de los medios para ese encuentro es a través de la oración.

Y se preguntará ¿Qué es orar?, pues es hablar con Dios.

Uno de los aspecto muy importantes de la oración es primero reconocer las necesidades que tenemos y segundo reconocer las limitaciones que como humanos tenemos. Pues reconocer nuestra insuficiencia es la llave maestra que abre de par en par la suficiencia de nuestro bendito Padre Celestial.

Orar es acudir como un niño/a cuando acude a su padre, cuando necesita algo, o cuando le duele algo. Así de una manera sencilla directa, acudir, contarle nuestra necesidad o aflicción y pedirle la ayuda o provisión a *Él* que todo lo puede a Dios, sintiendo que es nuestro Padre amoroso, que desea lo mejor para nosotros. En muchas citas bíblicas Dios nos dice pídeme;

"Y yo os digo: Pedid, y se os dará; buscad, y hallaréis; llamad, y os será abierto. Porque todo aquel que pide, recibe; y el que busca, halla;

y al que llama, se abre. ¿Y cuál padre de vosotros, si su hijo le pidiere pan, le dará una piedra?, o, si pescado, ¿en lugar de pescado, le dará una serpiente? O, si le pidiere un huevo, ¿le dará un escorpión? Pues si vosotros, siendo malos, sabéis dar buenas dádivas a vuestros hijos, ¿cuánto más vuestro Padre celestial dará...." (Lucas 11;9 al 13 Reina Valera 1909, pag,1407).

"..............*vuestro Padre que está en los cielos, dará buenas cosas a los que le piden?*" (Mateo 7; 12 Reina Valera 1909, pág., 1308).

Se preguntaran porque debemos pedirle si **Él** lo sabe todo, sabe nuestras necesidades, nuestras preocupaciones. La respuesta es que **Él** quiere que seamos como niños, que nos acerquemos confiadamente a **Él**, creyéndole, si reflexionamos veremos que, lo natural en un niño es pedir, y pedir, los niños piden fácilmente, generalmente no se preguntan y *"mis papás tendrán para comprarme este dulce"*, ellos solo piden, los niños sin saberlo, cuando piden reconocen su insuficiencia, así como la suficiencia de sus papas, y también tienen la mayoría de ellos la confianza que en su momento recibirán, lo que piden. No minimicé su necesidad por pequeña o grande que sea, pida a Dios que **Él** está más dispuesto en darte que usted en pedirle.

Utilice una representación mental de lo que desea recibir y sienta como nuestro bendito Padre celestial, esta gozoso de ver su fe en que **Él** le dará. Dios está interesado no solo en ayudarnos en lo espiritual, en la salud física y psicológica sino además en proveernos, en lo material y aunque tenga usted lo necesario **Él** quiere darle aún más y más. Espere confiadamente y tenga la certeza que su oración será contestada, Dios nunca llega tarde.

Leí en un maravilloso libro una anécdota de un niño que va con su papá llevando en sus manos su juguete roto, le pregunta *"papi me lo arreglas"* y su papá le dice inmediatamente *"claro que sí"*, lo empieza a explorar para ver donde se rompió y lo que tendría que hacer para arreglarlo, y el niño se empieza a desesperar y a decirle a cada rato *"ya mero"*, *"ya lo arreglaste"*, no paraba de decirle lo mismo, sigue desesperándose más y más y termina arrebatándole el juguete a su papá, sin esperar a que este, se lo arreglara, una vez que lo tenía en sus manos, se va enojado diciendo *"ya sé que no podías"*, o *"ya sé que no quieres arreglarlo"*. Y a veces uno se desespera por no tener una respuesta inmediata a lo que le pedimos a Dios, olvidándonos que nuestro tiempo, es diferente a los tiempos de **Él.** Sin embargo cuando confiamos y le dejamos nuestros "juguetes rotos" (todas nuestras necesidades, deseos, preocupaciones) a nuestro Padre celestial, no solo, nos lo devuelve perfectamente arreglados en el momento oportuno sino además siempre junto con ellos nos regala algo más.

Desde hace mucho tiempo aprendí a orar de manera específica y poco común, como una niña en vísperas del día 6 de enero cuando se celebra la llegada de los reyes magos cargados de esos juguetes que uno le pidió a través de una cartita. Así yo me dispuse a escribirle a Papa Dios, una carta, que iniciaba reconociendo su amor, misericordia y poder, después le daba las gracias por darme ya lo que apenas le pediría, y describía de manera específica, clara y directa, la petición, fuera la que fuera, y esa carta la metía en una biblia que sabía que podía tener guardada, pues no la sacaba hasta que Dios me concedía mi petición. Y algo sorprende es que todas mis peticiones fueron escuchadas y contestada, algunas veces pedía algo sencillo en otras algo complejo.

Recuerdo que en varias ocasiones le pedí un carro, describía, marca, modelo, color, y a veces casi le escribía toda la ficha técnica, y aun sin dinero es sorprendente como me ha dado más 5 carros. El último carro le dije: *"Padre que crees el carro que tenemos se nos paró en carretera en dos ocasiones, te pido en el nombre de Jesús, por favor me des otro carro, pero ahora que sea camioneta, la quiero blanca y del año de preferencia la Outlander Mitsubishi, pero la necesito para este domingo pues tenemos que ir a Jalapa, y hoy ya es miércoles, y la noticia es que tengo muy poco ahorrado."* Al viernes siguiente una amiga paso por mí para ir a una comida del día del maestro, y me pregunto que cómo estaba, yo le conteste que *"feliz"*, ella me pregunto *"porque"*, y le dije con toda la certeza *"porque Papá Dios me va a dar una camioneta"*, ella me contesto *"ah te vas a comprar una camioneta"*, yo le dije *"no"*, *"no tengo el dinero suficiente"*, *"cuestan mucho dinero"*, *"Papá Dios me la va a dar"*, solo se sonrió y me dijo *"pues si crees seguro que te la dá"*, regresando de la comida, me paso a dejar, a mi consultorio, donde atendería yo a una paciente, nos despedimos, en eso llega mi paciente una Sra. de 44 años al iniciar la consulta le pregunte como estaba y ella me contesto que *"muy contenta, por qué por fin conocerá a un posible comprador de mi camioneta"*, y le pregunte vende usted una camioneta, me dijo sí, es Outlander de la Mitsubishi, y le pregunte *"y de qué color es"*, dice *"es blanca"*, dice *"mire es aquella"*, cuando la vi me pareció hermosísima, también le pregunte *"que modelo es"* y me dice solo tiene 11 meses de comprada, al final le pregunto *"y en cuanto la está* vendiendo" y menciona una cantidad, mucho menor a su precio real, cuando me dio el precio, me impresioné pues era exactamente lo único que tenía ahorrado, para concluir, le pregunte si ya la tenía tratada con el posible comprador y me dijo que *"no realmente no lo conozco"*, en ese momento le platique que deseaba comprar una camioneta y la necesidad que teníamos, pues a los dos días teníamos que salir a carretera, en ese momento ella saco las llaves y me dijo "quédese con ella", *"viaje a donde necesita viajar y si le agrada se la vendo"*, y así fue que Papá Dios me dio la camioneta, en el modelo reciente, el color que le pedí, en un costo exacto a lo ahorrado y en el tiempo que la requeríamos, sin quedar con deudas. Su respuesta fue en solo dos días.

En otra ocasión, estando embarazada de mi primer hijo le hice una carta a Dios dando las gracias por mi bebe y describí como me lo imaginaba: en perfecto estado de salud, y le agregue *"por favor que sus ojos sean claros verdes o azules"*, la verdad ni mi esposo, ni yo tenemos ojos de ese color, y exactamente nuestro hijo es como se lo pedí a Dios, con ojos claros. Del segundo embarazo, sabía que sería niña Anita, hice énfasis a Dios en que además de que naciera sana, le pedí que sus piecitos fueran delgados para que luciera, cuando fuera grande, sus zapatillas petit y así nació mi hija con unos piecitos muy estilizados. Y podría seguir compartiendo una serie de milagros, pues todo, lo que soy y tengo ha sido pedido en oración. Partiendo de mi experiencia, a muchas personas le he compartido mi particular manera de orar, todo a través de cartas a Dios, les he sugerido pongan en práctica esta manera de orar, quienes así lo han hecho, me han dado su testimonio que Dios les ha dado lo que le pidieron. Dios es fiel.

Si Dios escucha oraciones que piden pequeños lujos, o caprichos imaginen como no va a escuchar peticiones para solucionar la aflicción, desgracia y enfermedad.

Estoy segura que todos creen que la oración es eficaz, pero ¿realmente oran?

Hoy los reto a decidir orar por sus hijos por su matrimonio, por su familia.

Hay algunos pasos a seguir:

1° Reconocer nuestra insuficiencia para cuidar y librar a nuestros hijos de todo mal, para acceder a la suficiencia que solo Dios puede cuidarlos y librarlos de todo peligro. Por lo que debemos interceder por ellos en todo tiempo no solo en momentos de crisis es nuestra responsabilidad, no un privilegio venir delante de Dios para pedir por ellos todo el tiempo.

2°   Sea especifico, directo a detalle de forma clara lo que desea para cada hijo, (aquí le sugiero escriba lo que cada hijo necesita que Dios le dé, le sane etc.)

3°   Busque en la Biblia lo que Dios quiere para tus hijos, entonces anote cuándo y cómo el Señor contestó cada oración. Orar la Palabra de Dios le dará tranquilidad, fe y paz.

4°   Ahora integra lo que desea que Dios haga en sus hijos junto con las citas Bíblicas, que respalden su petición, no olvide de anotar la fecha.

5°   Pídale a Dios que le revele lo que *Él* desea para cada uno de sus hijos, muy probablemente ponga en usted, pasaje bíblicos en su mente, o quizás alguien le diga algún pasaje bíblico que sabe es para su hijo, o pone pensamientos especiales para que cuando esté orando los incluyas

6°   Hay oraciones para su presente y el presente de sus hijos, pero también hay oraciones de espera, como orar por el futuro de sus hijos, si son pequeños declarar que serán profesionistas exitosos, hombres/mujeres de bien, ore por la futura pareja de sus hijos, señala las características de cómo cree será la esposa o esposo que su hijo/a, señale características física, psicológicas, pero sobre todo que conozcan a Dios y tengan una verdadera e íntima relación con *Él.* Le sugiero escriba esas características, virtudes, capacidades etc., de cómo sería estos cónyuges de sus hijos y los guarda en una biblia que no use cotidianamente y vera que cuando sus hijos estén por casarse se sorprenderá que lo que señalo siendo ellos pequeños se cumple, y quizás Dios añada otras cualidades.

7°   Dedique sus hijos a Dios, esto significa que además de depender de nuestro Padre celestial para que nos de la sabiduría para educarlos, aceptemos a nuestros hijo como Dios los ha creado.

Y para concluir reflexione sobre estos pasajes bíblicos y le invito a que se apropie de ellos

- Que Jesucristo sea formado en nuestros hijos (lee Gal. 4:19)
- Que nuestros hijos, que son la descendencia de los justos, sean librados del mal (lee Pro. 11:21, Mat. 6:13)

- Que nuestros hijos sean enseñados por el Señor y su paz sea inmensa (lee Isa. 54:13)
- Que ellos aprendan a discernir entre el bien y el mal, y que tengan buena conciencia delante de Dios (lee Heb. 5:14)
- Que los mandamientos de Dios estén en sus mentes y en su corazón (lee Heb. 8:10)
- Que sepan escoger compañeros que sean sabios, no necios, ni sexualmente inmorales, ni borrachos, ni idólatras, ni difamadores, ni estafadores (lee Prov. 13:20, 1 Cor. 5:11)
- Que se mantengan sexualmente puros y separados solamente para sus futuros cónyuges, pidiendo a Dios su gracia para que se mantengan en ese compromiso (Lee Efe. 5:3, 31-33)
- Que honren a sus padres (lee Ef. 6: 1-3.

Reflexiona en las siguientes preguntas

¿Cuando eras niño tus padres te enseñaron fe?
¿Usted a sus hijos les enseña de Dios?
¿Le cuesta trabajo creerle a Dios?
¿Su padre le prometió cosas que no le cumplió?

Ejercicios para sanar

- Aunque te sientas extraño, platica con Dios y dile lo difícil que es creerle, y dile que te revele porque te es difícil, pídele que puedas verlo como el Papá que siempre necesitaste tener. ¡Él te escucha!
- Escucha testimonios de milagros, escucha conferencias, que te hablen de un Dios que te ama.
- Establece amistad con familias que conozcan de Dios y su comportamiento refleje congruencia con la fe que profesan.

En los anexos encontraras ejercicios que te permitiran analizar y llegar a un mayor auto-conocimiento y mayor conocimiento acerca de tu hijos con el fin de reforzar fortaleza, y superar debilidades.

FUENTES

➢ Barradas A. (1996) El programa P.E.C.E.S. una alternativa para modificar la Actitud hacia la Educación de los hijos. Tesis Profesional para obtener el Título de Master en Psicología Clínica. Facultad de Psicología de la Universidad de la Habana Cuba (Inédita)

➢ Berne, Eric. (2004). ¿Qué dice usted después de decir hola? Barcelona: Random House-Mondadori

➢ Berne, Eric (1985). Análisis Transaccional en Psicoterapia. Buenos Aires: Editorial Psique.

➢ Berne, Eric (1983). Introducción al Tratamiento de Grupo. Barcelona: Ediciones Grijalbo, S.A.

➢ Berne, Eric (2007). Juegos en que participamos. Barcelona: RBA Libros, S.A.

➢ Santa Biblia Antiguo y Nuevo Testamento (1909) (Antigua versión de Casiodoro de Reina (1569) Revisada por Cipriano de Valera (1602) y cotejada. Posteriormente con diversas traducciones, y con los textos hebreo y griego Reina-Valera 1909. All rights reserved. Copyright © 2001–2005 Bibles.org.uk Typeset with pdfL ATEX under Linux Thu 27 th Oct, 2005 Permission for personal use only is hereby given.

➢ Bradshaw John (2009) *Nuestro niño interior.* Editorial: Emece España

➢ Bradshaw John (2009) *Volver a casa.* editorial Asociacion de Directores de Es. España

➢ Bruce Davis (1995) *El niño mágico que hay dentro de ti.* Editorial: OBELISCO Españ

➢ Chavarría O. M. (1990) "Que significa ser Padres" Edit. Trillas, México.

➢ Chevalli A. A. "Padres afectivos".

➢ Chopich E. y Paul M. (2009) *Cura tu soledad: como encontrar el amor y la plenitud de un Través de tu niño …* Editorial EDAF, Madrid España 10° edición

➤ Della- Piana G. (1978) *"Como comunicarse con los niños"* Edit. Lumusa, S.A. México.

➤ Dreikurs, R. & Soltz, V. (1964). *Children: The Challenge.* New York: Duell, Sloan & Pearce.

➤ Digulio C. R. (1983) *"Paternidad efectiva (o maternidad) ¿Cuál es su estilo?"* Edit. Edamex, México.

➤ Dinkmeyer D & Gary D. M. *"P.E.C.E.S; Padres eficaces con entrenamientos sistemáticos"* Edit. American Guidance Service, Circle Pine, Minessota.

➤ Dinkmeyer, D. & Gary., D. M. *"Raising a responsable child"* Edit. A. Fireside Book Publistied by Simon and shisster.

➤ Dinkmeyer D. & Gary D. M. *"P.E.C.E.S, adolescents* Edit. American Guidance, service circle Pines Minessota México, D.F (autorización de American Guidance Service por C.C.C Caracas Venezuela)"

➤ Garvich M. (2006) Pórtate Bien! *"Encuentro con nuestro Niño Interior."* Editorial: Autor, Estados Unidos.

➤ Gordon., T. (1997) *"PET padres eficaces Técnicamente Preparados"* 9º. Reimpresión 1982 Edit. Diana, México, D.F.

➤ *Lerner I. y Lerner M. (1998) Cartas del niño interior.. EDICIONES OBELISCO S.A., España*

➤ Lessing R. (1979) *"Como disciplinar a tu hijos"* Edit. Betania, México.

➤ James M. (1979) *"Que hacemos con ellos ahora que los tenemos"* Edit. Fondo Educativo, Interamericana México, D.F.

➤ Hay Louise (2007) *El poder está dentro de ti.* Editorial Urano Argentina

➤ Jung C. G., Woodman M., Campbell J., Bradshaw J., (Abrahams, Jeremiah A. (2010) *Recuperar el niño interior.* Editorial: Kairos (España)

➤ Kendall F. (1986) *"Padres sanos hijos felices (la guía completa para formar hijos autosuficientes y dichosos)".* Edit. Sayrols.

➤ Park D. R. (1986) *"El papel del padre"* Ediciones Mareta, S.A. Madrid, España.

➤ Pedersen F. *"La influencia del padre, visitas en un contexto familiar".* En Michael E. Lamb The role of the Father in Child Development. Joghn Wiley & Sons, U.S.A., 1981 2da. Edic. Traducción al español por Salvador Sapion, ENEP (UNAM) 1985.

➤ Pratte- Marchessault., Y. (1986) *"Como ser padre"* 2da. Edic. Universo México, México, D.F.

➢ Porot M. (1975) *"La familia y el niño"* Edit. Planeta, Barcelona.
➢ Ramírez S. (1980) *"Infancia es destino"* 4ª. Edición. Edit. Siglo XXI, México.
➢ Reca T. (1976) *"Personalidad y conducta del niño"* 9ª Edición. Edit. El Ateneo Buenos Aires, Argentina.
➢ Rogers C.R. (1980). *El poder de la persona,* Edit. El Manual Moderno, S.A México.
➢ Rogers C.R. (1982). *"Libertad y creatividad en la educación."* Edit. Paidós, México.
➢ Rolla E.H (1976). *"Familia y Personalidad"* Edit. Paidós, Buenos Aires Argentina.
➢ Satir *"Virginia Relaciones humanas en el núcleo Familiar."* Edit. Pax México.
➢ Spitz (1979). *El 1er. Año de vida del niño.* Edit. Fondo de cultura Económica, México.
➢ Nacra F. Eloino y Calunga C. Alberto O.P. (1976*). "Sagrada Biblia" Antiguo Testamento Génesis* 15 Ed.- Biblioteca de Autores Cristianos, Madrid, España.
➢ Porot Maurice. (1975). *"La familia y el Niño"* Edit. Planeta, Tomo 12, Barcelona, España.
➢ Ramírez Santiago (1980). "Infancia es Destino", 4a. Ed. Siglo XXI, México.
➢ Rolla E.H. (1976). *"Familia y Personalidad"* Paidós, Buenos Aires.
➢ Ulrike Dahm ( ) *Reconcíliate con tu infancia: como curar antiguas.* Editorial: DESCLEE DE BROUWER. Alemania
➢ Wind y Dryden ( ) *"Superar las heridas: alternativas sanas a lo que los demas nos hacen o dejan de hacer."* Editorial: DESCLEE DE BROUWER, Alemania
➢ Withfield Ch. (2011) *"Sanar nuestro niño interior."* Editorial Obelisco España

ANEXO

QUIEN SOY COMO MAMÁ/PAPÁ

Fortalezas	Debilidades	Que hacer para mejorar el rol

"CUANTO SE DE MI HIJO"

Papá/Mamá resuelva las siguientes preguntas con respecto a cada uno de sus hijos (Se recomienda una hoja con las siguientes preguntas para cada uno de sus hijos) una vez contestadas, en otra hoja le pregunten directamente a cada hijo las mismas preguntas que ustedes resolvieron y después comparen las respuestas de ustedes con las que su hijo les dio.

Nombre_____

¿Cuál es el postre favorito de tu hijo/a?
¿El alimento que menos le gusta?
¿De qué enfermo la última vez?
¿El programa de tv favorito de tu hijo/a?
¿El juguete favorito?
¿El juego que más le gusta jugar?
¿La situación que más tristeza le causa?
¿Lo que más le preocupa?
¿Lo que más le enoja?
¿El nombre de su mejor amiga o amigo?
¿A que le tiene miedo?
¿Qué le hace sentir muy feliz?
¿Qué le agrada más de su escuela?
¿Qué promedio de calificaciones en el último bimestre?
¿Para qué es hábil?
¿Cuáles son sus debilidades?

DRA. MARÍA ESTHER BARRADAS ALARCÓN

RECONOCIENDO LAS CUALIDADES
Y DEFECTOS DE MIS HIJOS

Recomendación utilizar una hoja para cada hijo.

Nombre de su hijo_____

Cualidades	Defectos

GUÍA DE AUTOBIOGRAFÍA

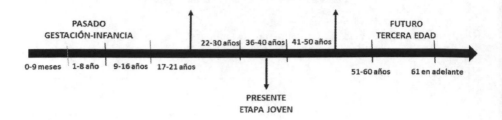

Inicie con datos generales: Nombre, edad, fecha de nacimiento, lugar de nacimiento, número de hermanos, lugar que ocupa entre tus hermanos, número de miembros de su familia, ocupación de sus padres, de tus abuelos. Lugar de origen de sus padres y tus abuelos.

(Querido lector ubique su presente y futuro de acuerdo a su edad actual, las preguntas señaladas en cada uno de estos tres apartados pasado, presente y futuro son solamente una guía, una sugerencia de la reflexión y profundidad de su autobiografía.)

Pasado

Gestación.- Pregunte a su mamá, o a otros familiares o amistades, que recuerdan de su mamá cuando estaba embarazada de usted, si su mamá vive pregúntale que circunstancias le rodearon o que experiencias tuvo cuando estaba embarazada de usted. Pregúntale cómo fue su nacimiento, si requirió o no de incubadora. Pregunte a su familia si tuvieron algún cambio cuando nació usted?

1-8 años de edad.- Indague a qué edad dejo usted el pañal, hasta que edad tomo seno materno y/o el biberón, a qué edad empezó a caminar, a qué edad dejo el pañal. Señale el nombre del kínder en el que estudio, que recuerda con sus compañeritos, como estaba la situación en su casa, si tuvo alguna enfermedad. Cuál era el nombre de la primaria donde asistió, como se recuerda con sus compañeritos, que fue lo mejor y peor que vivió con ellos, recuerde la relación con sus maestros ¿Se recuerda con alguna enfermedad?, recuerda como estaba la dinámica de su familia, donde estaba su papá, su mamá, que fue lo más lindo o doloroso que vivió en esa época.

A que secundaria asistió, como eran sus calificaciones, y la relación con sus maestros, con sus compañeros de escuela.

9-16 años de edad.- ¿Cómo se sentía contigo mismo/a? ¿Se aceptaba usted mismo/a?, ¿cómo experimento los cambios del desarrollo al entrar a la adolescencia? y ¿cómo estaba la situación familiar?, ¿cómo estaba la relación con sus padres, ¿cómo estaba la relación entre sus padres?, ¿cuándo tuvo su primer novio/a?, ¿le sucedió algo que le apenara?, ¿cuál fue su estado emocional que predomino en esta etapa de desarrollo?, ¿practicaba algún deporte?. ¿Celebraron sus cumpleaños?, ¿cómo recuerda las navidades?, ¿acostumbraban a salir de vacaciones?, ¿Qué significaba para usted los sábado y los domingos?

17-21 años de edad.- ¿Cuál fue el nombre de su preparatoria?, ¿cómo se sintió en ella, académicamente le gustaba estudiar?, ¿Cómo se desplazaba de su casa a la escuela? ¿Qué promedio de calificaciones tuvo?, ¿tuvo novio/a?, ¿asistía a fiestas?, "Se sentía feliz o triste?, ¿cómo recuerda la relación con sus padres?, ¿hubo algún evento importante en su familia?, ¿qué recuerda de la relación con sus amigos?, ¿qué es lo más importantes y lindo que vivió en esta época?, y ¿qué es lo más doloroso triste, o vergonzoso que vivió en esta etapa de desarrollo?. ¿A qué carrera y universidad entro? ¿Era la universidad y carrera que quería?

Presente

22-30 años de edad.- ¿Egresó en tiempo y forma de su carrera?, ¿cómo se siente con lo que estudió?, ¿sigue conservando a sus amigos de la universidad?, ¿su vida laboral es la que ha deseado?, ¿le gustas lo que hace en tu trabajo?, ¿sus relaciones interpersonales con sus compañeros de trabajo son satisfactorias?, ¿se enamoró?, ¿estás casado/a?, ¿cómo se siente de estar casado/a? o de ¿estar soltero/a?, ¿su vida espiritual es firme?, ¿su salud física es adecuada?, ¿le agrada como es su apariencia física actual?.

31-40 años de edad.- Describa si estas por casarte, o si tienes hijos, ¿cómo se siente como papá/mamá?, ¿cómo es la relación con su esposo/a?, ¿es feliz con él/ella? ¿Es el hogar que soñó tener?, ¿laboralmente está satisfecho/a con su vida presente?, ¿económicamente tiene lo que ha deseado?

Futuro

41-50 años de edad.- Esta parte de su autobiografía se trata de hacer un plan de vida, solo pregúntese a sí mismo/a como desea estar en los próximos 10 años en cada una de las áreas de su vida.: Con su familia, en su trabajo, en lo académico, en lo económico, en su salud física, emocional, en lo sentimental, en lo espiritual.

51-60 años de edad.- lo mismo del párrafo anterior.

61 años de edad.- en adelante.- Planea cómo quisieras estar en tus diferentes áreas a en este rango de edad: cómo quieres estar: familiarmente, laboralmente, académicamente, económicamente, físicamente, sentimentalmente, espiritualmente. Agregue que legado quisiera dejar a sus próximas generaciones y a la sociedad, señale como quisiera trascender en los demás finalmente, señale que quisieras dijera tu lapida, cuando mueras.

LA SILLA VACIA y ALGO MÁS

La silla vacía.- es el nombre de una técnica de la terapia Gestal, su objetivo: sanar una experiencia dolorosa del pasado y que sigue afectando la vida actual, Es a través de traer esta situación dolorosa en el aquí el ahora, contactando con ella como si en este instante estuviera pasando. Se utiliza cuando se quiere perdonar, a la/s persona/s que nos hirieron, y que por diversas razones no es posible o conveniente decírselo de manera personal, también ayuda a trabajar con áreas de nuestra propia personalidad, sobre todo cuando hay culpas, auto juicio, falta de auto aceptación etc.. Es importante señalar que la siguiente descripción tiene modificaciones que considero necesario agregar.

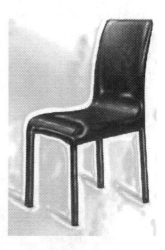

Consiste en:

Que es una técnica donde hay un diálogo que en realidad es un monologo pues la persona representa también al personaje con quien tiene el conflicto.

La persona se sienta en una silla y frente de ella coloca otra silla que está vacía, antes se sugiere tener a la mano un cojín, o un garrote elaborado con doce planas de periódico, se extienden una sobre otra y se enrollan (como un taco) ya enrollados se sujetan dándole vueltas con diurex. La persona trae un recuerdo de una situación dolorosa o conflictiva, cierra sus ojos y mentalmente se imagina que en la silla vacía que esta frente a ella se encuentra esa persona que le lastimo. Por ejemplo: la hija que tiene una relación conflictiva con su padre: ella se sienta en una de las dos sillas y en la silla de enfrente mentalmente coloca a su papá, y se dirige hacia "él" en el aquí y ahora, es decir en lugar de narrar como se siente con su papá, se dirige a la silla vacía y como si su papá estuviera, le empieza a decir cuánto le duele lo que paso tal día, etc. una vez que expreso lo que siente como si le estuviera apenas sucediendo, se le indica se pase a la silla vacía de enfrente, representado ella misma lo que de manera intuitiva siente que su padre le contestaría. Y dirigiéndose a ella como si continuara sentada en frente se habla a si misma representando lo que su padre le contestaría por ejemplo "perdóname hija" o quizás intuye que su papá le contestaría "ese es tu problema" indistintamente de lo que ella intuya que le contestaría su padre terminado esto, se regresa a su silla en la que inicialmente se sentó y dirigiéndose nuevamente a su padre representado en la silla vacía frente a ella esto: "hoy decido personarte" y agrega "en el nombre de Jesús". "Y cada vez que venga a mi mente esa situación que viví contigo, la recordaré sin dolor". A continuación se representa en forma de imagen, lo antes descrito.

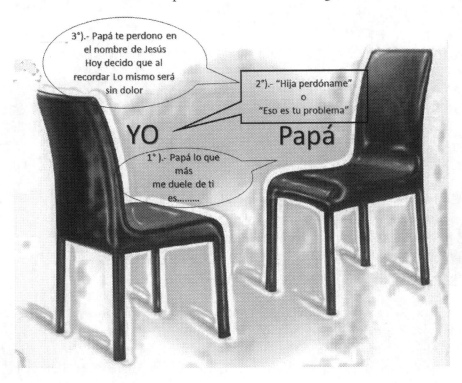

Esta técnica de la silla vacía nos ayuda mucho para perdonar no solo a quienes nos lastimaron, sino también a nosotros mismos, asi como, también nos ayuda a aceptar aquello que no esta en nuestras mano cambiar, o recuperar, o solucionar.

Sugiero se mencione "en el nombre de Jesús" para romper aún en lo espiritual toda atadura al dolor que nos causo esa experiencia vivida. Por supuesto en el entendido que es para todos los que profesamos la fe cristiana y quien desee mencionarlo.

DRA. MARÍA ESTHER BARRADAS ALARCÓN